中医养生全书

体 质 养生攻略

——不同体质人群的保健养生

主　编　谢宇霞

副主编　陈　聪

编　委　（按姓氏笔画排序）

尹　勇　刘　娟　刘富林

严　璐　陈　聪　莫　莉

黄海波　谢宇霞

U0346474

中国中医药出版社
·北京·

图书在版编目（CIP）数据

体质养生攻略：不同体质人群的保健养生 / 谢宇霞主编 . —北京：中国中医药出版社，2015.2（2021.6 重印）

（中医养生全书）

ISBN 978-7-5132-2046-0

Ⅰ . ①体… Ⅱ . ①谢… Ⅲ . ①养生（中医） Ⅳ . ① R212

中国版本图书馆 CIP 数据核字（2014）第 219511 号

中 国 中 医 药 出 版 社 出 版

北京经济技术开发区科创十三街 31 号院二区 8 号楼

邮政编码 100176

传真 010-64405721

三河市同力彩印有限公司印刷

各地新华书店经销

*

开本 710×1000 1/16 印张 15.5 字数 198 千字

2015 年 2 月第 1 版 2021 年 6 月第 2 次印刷

书号 ISBN 978-7-5132-2046-0

*

定价 49.00 元

网址 www.cptcm.com

社长热线 010 64405720

购书热线 010 64065415 010 64065413

微信服务号 zgzyycbs

书店网址 csln.net/qksd/

官方微博 http：//e.weibo.com/cptcm

淘宝天猫网址 http：//zgzyycbs.tmall.com

《中医养生全书》
编 委 会

总 主 编 肖子曾

副总主编 肖碧跃

编 委（按姓氏笔画排序）

王德军	尹 勇	艾碧琛
刘 娟	苏丽清	李智雄
李鑫辉	肖子曾	肖碧跃
何宜荣	易亚乔	罗桂香
郜文辉	莫 莉	郭春秀
唐燕萍	黄海波	龚循录
曾呈茜	谢宇霞	谢雪姣
戴 冰		

　　俗话说:"治病不如防病。"随着生活水平的提高,人们的生活不仅仅限于解决温饱问题,增强体质、延缓衰老、延年益寿越来越受到广大民众的重视,提高生活质量、活出精彩是大部分人的心声,养生保健方法也受到人们的青睐。然而,大部分人缺乏系统的养生知识,鉴于此,本编委会编写本套养生丛书,汇集了传统文化中的养生知识,从不同角度、不同方面,以活泼、通俗的语言阐述养生方法,意在满足不同层次、不同需求人群的需要,以期为中国老百姓的健康尽绵薄之力,更好地服务社会,提高全民养生水平,普及中国传统养生文化。

　　本丛书共分为6册,即《全家受益的养生方案——不同年龄人群的保健养生》《有益全身的养生妙招——人体不同部位的保健养生》《职场养生策略——不同职业人群的保健养生》《体质养生攻略——不同体质人群的保健养生》《四季养生妙法——不同季节的保健养生》《五脏养生智慧——人体不同脏腑的保健养生》。本套丛书成立专门小组,总主编由资深的养生专家、湖南省亚健康学会副主任委员、湖南省十大养生专家之一肖子曾教授承担,各分册主编由湖南中医药大学养生经验丰富的老师承担。

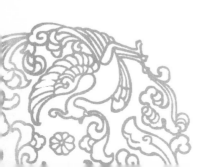

　　本套丛书有三个显著的特点：第一个特点是系统全面，从不同年龄、人体不同部位、不同职业、不同体质、不同季节、不同脏腑等多个角度阐述养生方法，又分别从运动、娱乐、饮食、生活起居、心理、针灸推拿、药物等多个方面系统介绍养生妙招，内容丰富，能满足不同层次、不同人群的需求；第二个特点是通俗易懂，将原本比较深奥、难懂的医学知识，用通俗、活泼的语言来表达，让老百姓能看得懂、理解得透；第三个特点是方便实用，通过简明扼要的文字，把触手可及、非常简便的养生方法介绍给读者，简便易学，即学即用。

　　本丛书的编写，由于时间较紧，限于编者水平，如有错误、遗漏之处，欢迎各界有志于养生的专家学者和广大读者提出宝贵的意见和建议，以便再版时修订提高。

《中医养生全书》编委会

2014 年 12 月 23 日

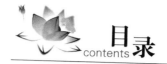

目 录
contents

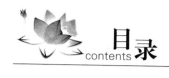

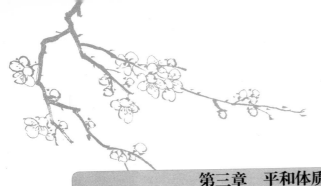

第三章　平和体质养生攻略

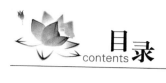

第四章　阳虚体质养生攻略

第五章　阴虚体质养生攻略

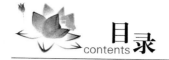

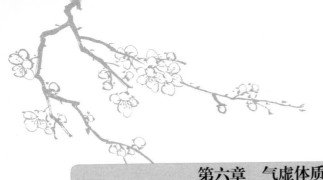

第六章　气虚体质养生攻略

8

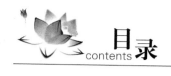

目录
contents

第七章　痰湿体质养生攻略

第八章　湿热体质养生攻略

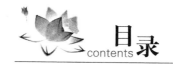
目 录
contents

第十章　气郁体质养生攻略

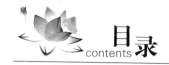

目录
contents

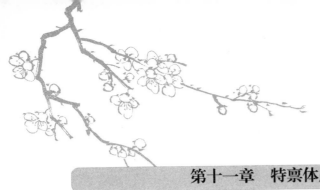

第十一章　特禀体质养生攻略

第一章

说说体质那些事儿

你知道什么是体质吗

在你我身边，经常有人会有这样的困惑：

"为什么我总是有气无力，动不动就感冒，上次刚好，这次又来？"

"感冒太难受了，我周围的人都把我当成病毒，我一咳嗽他们就把鼻子捂上。"

"为什么我连喝水都胖，别人天天吃肥肉都不长肉？"

"有什么药能把我脸上的痘痘消下去？"

"我的过敏是不是一辈子也不会好了？"

"爷爷死于肺癌，爸爸死于肝癌，我怎么办？"

……

其实，这些都是"体质"惹的祸。

俗话说："一母生九子，九子各不同。"世界上没有两个绝对相同的个体，即使是同胞兄弟姊妹之间也存在个体的差异。这种差异性源于"体质"的不同。那么，从医学科学的角度表达，什么是体质呢？

体质是指人体生命过程中，在先天禀赋和后天获得的基础上所形成的形态结构、生理功能和心理状态方面综合的、相对稳定的固有特质。也就是说，体质的差异主要表现在形态结构、生理功能和心理状态三个方面的不同。让我们先看看生活中的一些常见现象：

比如，从形态结构上来看，有的人高大威猛，有的人短小精悍。有的人爱发胖，用俗话说就是"喝口凉水都长肉"；有的人天天大鱼大肉，却怎么也吃不胖。有的人皮肤非常好，肤如凝脂，不用花很多的钱去买化妆品，一年四季皮肤都非常有光泽；有的人皮肤干燥，尤其到了秋冬季，天天离不开油腻的、滋润的护肤品；而有一些人是油性皮肤，终年毛孔粗大，油光满面，时不时地脸上还长痤疮，令人烦恼。有的人头发浓黑茂密，有的人则稀疏黄软。

从生理功能上来看，有的人从小身体特别好，很少感冒咳嗽，胃口也很好，吃嘛嘛香；而有的人从小就体弱多病，脾胃功能也不好，面黄肌瘦。夏天很热，人们在外工作一天回到家里，通常都喜欢吃冰淇淋或冰镇的西瓜、饮料，有的人吃后会觉得非常舒服，有的人却马上会肚子痛、拉肚子。冬天来了，大家都非常喜欢吃火锅，有的人一吃火锅就浑身发热，面色红扑扑的，非常舒服；而有的人一吃火锅，第二天早上就会牙痛或者扁桃体发炎，或者脸上生很多痤疮，或者小便很黄，或者大便干结。

从心理状态方面来看，有的人心胸宽，有的人心眼小；有的人比较敏感，有的人比较迟钝；有的人外向开朗，有的人内秀沉静。

以上这些人体形态、生理、心理反应的不同都表明，人与人之间存在体质差异。正如世界上没有两片完全相同的树叶一样，人的体质也是各有千秋。那么，人与人之间为什么会出现这样的差异呢？

体质是怎样形成的

每个人都有自己特有的体质，可是你知道自己的体质是怎样形成的吗？为什么你和你的父母会受到同一种疾病的困扰呢？为什么随着年龄的增长，你会发现身体一天不如一天了？这些状况和你的体质有关吗？体质的形成又受到哪些因素的影响呢？

体质的形成是机体内、外环境多种复杂因素共同作用的结果，主要有先天因素和后天因素两个方面。《黄帝内经》认为，人体体质的形成秉承于先天，得养于后天，既受先天禀赋和胎养因素的影响，又与后天环境、生活有密切的关系。正是因为这些因素的不同，从而形成了个体体质的差异。父母给予的先天之精，不仅决定了外貌体格、肤色发质、性格气质，还决定了你的先天缺陷和对疾病的易感性。后天影响同样十分重要，适宜的调养不仅有利于身体的发育，而且可在一定程度上弥补先天的不足。

父母决定孩子的体质——优生优育很重要

俗话说："种瓜得瓜，种豆得豆。"先天因素的影响在体质形成中起决定性作用。我们经常说孩子随父母，不仅孩子高矮胖瘦、相貌模样会像父母，孩子的脾气秉性也会受父母的影响，甚至连容易得的疾病都与父母有关。每个人都有不同的遗传特性。遗传的影响我们可以用一个简单的例子来说明。小白兔应该吃什么呢？本应该吃萝卜，假如从今天开始让小兔子改吃鸡蛋黄拌猪油，蛋黄的胆固醇高，猪油都是动物脂肪，四个礼拜后胆固醇增高，八个礼拜后动脉硬化。十二个礼拜下来，每个小兔子都得了冠心病。下面我们换用北京鸭子做实验，也让它吃蛋黄拌猪油，结果很奇怪，鸭子天天吃蛋黄拌猪油，胆固醇却不高，动脉也不硬化，更没有冠心病，唉，这就奇怪了，怎么兔子一喂就动脉硬化，鸭子就没有动脉硬化呢？道理很简单，兔子是兔子，鸭子是鸭子，遗传不同啊！人也是一样，为什么张三一吃肥肉胆固醇就高，动脉就硬化，冠心病就来了，而李四天天吃肥肉、鸡蛋、猪肝，什么事也没有，胆固醇也不高？因为张三是兔子型，李四是鸭子型。鸭子型就没事，兔子型就倒霉。为什么有人吃得并不多，可体重就是减不下来，那个吃得很多的人就胖不了，就因为人的体质类型不同，遗传不同。

就胎儿而言，父母的身体健康状况、结婚及生育的年龄、怀孕的时机等，均与胎儿未来的体质状况密切相关，所以优生优育很重要。近亲

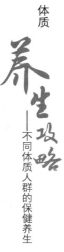

不能结婚；有某些疾病的患者不能结婚，如艾滋病患者；结婚后要选择最佳生育年龄，既不应早婚早育，也不宜高龄生育。高龄产妇对于孩子来说不是一件好事，女性激素分泌最旺盛的年龄段为 20～35 岁。超过这一年龄段，就开始进入逐步老化的阶段。虽然 35～45 岁仍可生育，但一过 35 岁，月经周期和经血量等就会逐渐发生变化，激素平衡被打破，卵巢里的卵子也在"老化"，这时再孕育一个孩子就像是从逐渐干涸的井里往外抽水，想要保质保量恐怕就是件难事了。同时，还应该选择最佳怀孕时机，如酒后不宜受孕等。另外，孕妇在妊娠期间的饮食起居、生活环境、意外伤害等，均可影响胎儿的生长发育和对疾病的易感性，使个体体质的发育呈现出某种倾向性。所以，孕妇应该"食甘美""调五味"，以保证孕母及胎儿充分的营养，还要"目不视恶色，耳不闻恶声"，避免受到惊恐而影响胎儿健康。

天生体质，也能改变

体质形成于先天，定型于后天。体质的稳定性是相对的，而不是一成不变的，这就意味着体质具有动态可变性。每一个体在生、长、壮、老的生命过程中，也会因内、外环境中诸多因素的影响而使体质发生变化，表现为与机体发育同步的生命过程。后天生活环境对体质的形成与发展始终起着重要的制约作用，如人生存于特定的气候、地理环境中，自然因素的长期影响，地理、气候条件的差异性，必然使不同时空条件下的群体在形态结构、生理功能、心理行为等方面产生适应性变化，从而导致体质发生变化。

1. 体质与年龄——体质随年龄的变化而变化

俗话说："一岁年纪，一岁人。"这句话如果用到人的体质方面，也很贴切。《灵枢·天年》曾以十岁为阶段，较详细地描述从十岁直到百岁随着年龄递增的脏腑气血等形质改变过程，说明了人体气血及内脏盛衰与年龄的关系，在生长、发育、壮盛以至衰老、死亡的过程中，五脏精气由盛至衰，影响着人体的生理活动，决定着人们的体质。随着年龄的变化，人的体质的形成和演变，主要可分为三个阶段：

（1）幼年期：中医说小孩子是"纯阳之体"，"纯"就是指小儿先天禀受的元阴元阳未曾耗散。"阳"指小儿的生理功能好，如旭日初升般充满活力，这体现在孩子活泼好动，生理发育非常迅速上。但小孩子比较娇嫩，很容易生病，比如易患消化不良、积食、感冒、呼吸道感染等病症，这正好应了小儿"心肝有余，肺脾不足"的体质共性。小孩子生病，只要治疗及时得当，很快就会好，马上就又活蹦乱跳，这说明小儿"脏气轻灵，随拨随应"。由此看来，小孩子的体质呈"纯阳状态"，生机盎然，但却又稚嫩脆弱，需要好好保护。

（2）青壮年期：随着人的生长发育，童身的"纯阳"之体，会随着年龄的增长，受生活环境、饮食、情绪、生长发育等多种因素的作用，慢慢变成阴阳相合的体质。到青壮年时期，人的体质又会变成了壮阴壮阳。此时的人，血气方刚，身体健壮，心智达到一生的巅峰状态，用拉满的弓弦、明亮的满月等来形容青壮年时期的身体状态再合适不过了。青壮年阳气偏盛、容易发热是其体质的共性，这不同于小儿的"纯阳"之体，也不同于年老的"阴盛阳衰"之体。而且，青壮年的体质很容易受外界环境、心智等因素的影响而发生偏颇，所以要注意养生，不大喜大悲，平衡饮食，规律生活，保持人体的壮阳壮阴之态。如果思虑过多，饮食不合理，作息不规律，时间久了肯定会影响体质。

（3）中老年期：这一时期，人的精力、体力、活力明显不如青壮年时期，气血既少又不通。另外，进入中老年后，脏器功能不可避免地会发生改变，所以脏气不足，体质也会有所改变。所以，到了中老年时期，要调整一下自己的起居、饮食、心态，保证体质在正常状态，阴阳

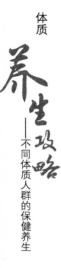

平衡就好。并不一定非得补肾壮阳，再怎么补也不可能像青壮年一样，更不要今天吃人参、冬虫夏草，明天补卵磷脂、蛋白粉，如此盲目进补对身体无益，食物尚且不能胡吃海喝，更何况这些带有治疗作用的药物和保健品了。进入中老年，将一颗心调整到平和淡定的状态比什么都重要，这才是真正预防百病的灵丹妙药。

在了解体质随年龄变化的规律后，我们也应该对自己的体质有一个重新的认知。既然体质会随着年龄的增加而出现衰弱的现象，那我们就要以平和的心态来接受这个事实。当然，做一些必要的身心保健，将体质维护在一个相对平衡的状态是非常必要的。

2. 体质与饮食——好体质是吃出来的

英国有句谚语："要想知道一个人的知识，只要看他读什么书；要想知道一个人的体质，只要看他吃什么食物。"如长期偏嗜寒凉之品，容易形成阳虚体质；长期偏嗜温热或辛辣的食物，容易形成阴虚体质；偏嗜甘甜，可形成痰湿体质；嗜食肥腻，多形成痰湿体质或湿热体质。

好体质是吃出来的，一点也不错。这是因为脾胃为后天之本，长期的饮食习惯和相对固定的饮食结构可以通过脾胃运化而影响脏腑气血功能，导致体质改变。这就是为什么有的孩子本来生得像"豆芽菜"一样，经过母亲的精心喂养而变得越来越强壮，越来越聪明，而有的孩子却因为长期的偏食显得营养不良了。科学的饮食习惯，合理的膳食结构，全面而充足的营养，可增强人的体质，甚至可使某些偏颇体质转变为平和体质。下面简单介绍常见体质的饮食调养方法：

（1）平和质：饮食有节制，不要常吃过冷过热或不干净的食物，粗细粮食要合理搭配。

（2）阳虚质：平时可多食牛肉、羊肉等温阳之品，少食梨、西瓜、荸荠等生冷寒凉食物，少饮绿茶。

（3）阴虚质：多食瘦猪肉、鸭肉、绿豆、冬瓜等甘凉滋润之品，少

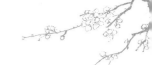

食羊肉、韭菜、辣椒、葵花子等性温燥烈之品。

（4）气虚质：多食用具有益气健脾作用的食物，如黄豆、白扁豆、鸡肉等。少食空心菜、生萝卜等。

（5）痰湿质：饮食应以清淡为主，可多食冬瓜等。

（6）湿热质：饮食以清淡为主，可多食赤小豆、绿豆、芹菜、黄瓜、藕等甘寒的食物。

（7）瘀血质：多食山楂、醋、玫瑰花等，少食肥肉等滋腻之品。

（8）气郁质：多食黄花菜、海带、山楂、玫瑰花等具有行气、解郁、消食、醒神作用的食物。

（9）特禀质：多食益气固表的食物，少食荞麦（含致敏物质荞麦荧光素）、蚕豆等。

3. 体质与情志——七情变化，贵在适度

俗话说："人非草木，孰能无情。"情志是人体对外界客观事物刺激的正常反应，反映了机体对自然、社会环境变化的适应调节能力。人体常见的情志变化主要有喜、怒、忧、思、悲、恐、惊七种，称之为"七情"。七情变化，贵在适度。适度的七情变化对人体是无害的。但是，如果长期受到强烈的精神刺激，持久的情志异常波动，超过了人体的生理调节能力，就会给体质造成不良的影响。

如长期精神抑郁，情志不畅，则脏腑失调，气血阻滞，易形成气郁体质或血瘀体质。经常愤怒者，易化火伤阴灼血，形成阳热体质或阴虚体质。"悲则气消"，"悲易伤肺"，过度的悲伤会损伤肺气，致肺气不足，表现为情绪低落、频频落泪、气短胸闷、乏力懒言等。《红楼梦》中吟出"一朝春尽红颜老，花落人亡两不知"的林黛玉就属于悲忧太多而致的气虚型体质。情志异常变化导致体质改变，还与某些疾病发生有特定的关系，如郁怒不解、情绪急躁者，易患中风、眩晕等症；而忧愁日久、郁郁寡欢者，易诱发癌症。由此可见，经常保持良好适度的精神状态，对

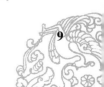

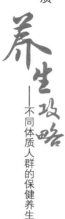

体质健康十分重要。

4. 体质与劳逸——劳逸适度，关乎体质

劳逸适度，能够促进人体的身心健康，维护和增强体质。适当的劳作和体育锻炼可使筋骨强健，关节通利，气机调畅，气血调和，脏腑功能正常，预防心血管病，降低糖尿病的发生几率，控制体重与改变体型，减缓心理应激。而适当的休息有助于消除疲劳，放松心情，尽早恢复体力和脑力，维持正常的生理功能。故劳逸结合，有利于人体最有效地利用精力，并保持人体身心健康，形成平和的体质。过劳或过逸都会使身体出现偏颇，影响体质。最近发表的一项科学研究报告表明，长期处于过度紧张状态，可以对人体健康产生致命的影响。英国科学家贝弗里奇说得好："疲劳过度的人是在追逐死亡。"如果长期处于疲劳状态，不仅降低工作效率，还会诱发疾病。因为长期过度的紧张会使体内儿茶酚胺类物质过度释放，容易引起血压升高、心血管动脉粥样硬化、心律失常、神经衰弱、消化性溃疡等病，尤其是患有高血压和冠心病的人，如果精神过分紧张则危害更大，容易诱发心肌梗死、中风，甚至引发"过劳死"。"过劳死"无药可治，只能预防。因此，我们在当今经济飞快发展、市场竞争空前激烈的时代，在快节奏的紧张工作与生活中，一定要注意劳逸结合，注意保健之法和养生之道。这样就能够在紧张的工作中，既提高工作效率，又能预防疾病的产生，达到事业与身体健康两者兼得的目的。

（1）过度劳累：包括劳力过度、劳神过度和房劳过度三个方面。

①劳力过度：劳力过度是指长时间的过度用力，劳伤形体而积劳成疾。我们经常见到一些体力劳动者或者职业运动员患有疲劳综合征。他们看上去体格健壮、肌肉结实，像是很健康的样子，可是大多存在不同程度的虚损性疾病。《黄帝内经》说："劳则气耗。"长期高强度的劳动或训练会耗伤人体正气，内脏的精气被损耗后，导致机体的生理功能下降，

一是肺气损伤，表现为声低懒言、神疲乏力等；二是脾气损伤，出现食欲减退、脘腹胀满等。故劳力过度易致气虚体质。形劳也易致形体损伤，"久立伤骨"，"久行伤筋"，长时间负荷重物或无间歇地运动，使得筋骨、关节、肌肉损伤，积劳成疾。

②劳神过度：劳神过度是指长期用脑过度，思虑劳神而积劳成疾。心藏神，脾主思，劳神过度首伤心脾。用神太过，不予休养，则暗耗心血，导致心悸健忘、失眠多梦；损伤脾气，则纳呆食少、口淡无味、腹胀便溏。"脾为气血生化之源"，脾气不足，运化无力，气血化生无源，又会致神疲乏力、精神不振、情绪低迷，形成恶性循环，终致气血两虚。

③房劳过度：房劳过度是指房事太过，或手淫恶习，或妇女早孕早育等，耗伤肾精、肾气而致病。房事不加节制，恣意妄为，会过度动用人体的肾精、肾气，出现腰膝酸软、眩晕耳鸣、齿脱发落、性功能减退等肾精亏虚的表现。若肾阳受损，还可出现形寒肢冷、精神萎靡、小便清长频数、五更泻等肾阳虚症状。所以古人有云："年过二十不宜连连，年过三十不宜天天，年过四十要像数钱（时以五为单位），年过五十进山拜庙（初一、十五两回），年过六十要像过年。"这虽是一个逗乐似的俗语，但充分体现出古人对房事不节危害的认识，年龄越大，越要注重肾精的封藏。

（2）过度安逸：一般包括体力过逸和脑力过逸两个方面。

①体力过逸：指的是运动少、劳动少的人，因为体内阳气不能被振奋起来，气机不条达舒畅，故而各脏腑之职能不能更好地发挥。其中，最常见的是脾胃运化功能减退，导致食少腹胀、疲乏无力。现代人借科技之便省去必要的运动，如上下楼乘电梯，出门坐车，空闲的时间也不运动，看电视、电脑，打麻将，坐着比躺着的时间都多。这样易导致全身气机不畅，血液的运行及津液输布代谢出现障碍，极易形成气郁、血瘀、痰湿、湿热等瘀滞性体质。

②脑力过逸：是指人长期不动脑。"流水不腐，户枢不蠹，动也。"用进废退的生物科学原则，同样适用于人的大脑。大脑神经细胞和其他组织器官一样，越用越能保持充沛的活力。总不用的话，神经细胞的减少速度就会加快。所以说，勤动脑，大脑就会永葆青春；思想懒惰了，就会反应迟钝。

5. 体质与地域环境——一方水土养一方人

有这样一个故事，说有一对双胞胎，拆散后交给不同的人去抚养。一个长大成了大学教授，另一个成了商人。他们有很多相同的地方，但是后来兄弟两个由于所在的地方不同，一个在南方，一个在北方，因此他们的生活习惯改变了。由于抚养的家庭不同，所以他们有很多的差异。也就是说，即使拥有相似的先天遗传背景，后天改变也会使这种相似性发生变异。

俗话说："一方水土养一方人。"人们出生的时间、空间不同，生活在不同的地理环境条件下，由于受着不同的水土性质、气候类型、气象因素、生活条件的影响，会形成不同的体质，其生命的表达、后来的寿夭、疾病的程度以及很多的问题都是不一样的。我国地域辽阔，从极东的乌苏里江口到极西的帕米尔高原，从极南的南海曾母暗沙到极北的漠河县漠河镇，这片广袤的土地上生活着的各族人民因其地理位置不同，造成气候条件和生活习惯很不一样，很大程度上影响着各地居民的体质。如南方地区多湿热，北方地区多寒燥，东部沿海地区为湿润的海洋性气候，西部地区则为大陆性气候。因此，西北方的人形体多壮实，人的性格较为豪爽粗犷，皮肤腠理偏致密，容易感受风邪、寒邪、燥邪，阳虚体质较多见；东南部的人体质多瘦弱，人的性格多婉约含蓄，皮肤腠理偏疏松，容易感受风邪、热邪、暑邪、湿邪，阴虚体质较多见。

体质通常分为哪几类

由于先天禀赋有强弱，饮食气味有厚薄，方位地势有差异，贫富贵贱苦乐各不相同，从而导致了个体差异。因此，中医学非常重视对不同人体特征进行分析，从多方面对体质进行分类。古今医家对体质的分类，可谓仁者见仁，智者见智，莫衷一是。《黄帝内经》曾提出阴阳含量划分法、五行归属划分法、形态与功能特征分类法等，张介宾等采用藏象阴阳分类法，叶天士等以阴阳属性分类，章虚谷则以阴阳虚实分类。现代医家由于采取的分类方法、观察角度不同，对体质划分的类型、命名的方法也有所不同，有七分法、六分法、九分法、十二分法、四分法、五分法等，每一分类下又常有不同的划分方法。

2009 年 4 月 9 日，我国第一部《中医体质分类与判定》标准正式发布，这是我国第一部指导和规范中医体质研究及应用的文件，旨在为体质辨识及与中医体质相关疾病的防治、养生保健、健康管理提供依据，使体质分类科学化、规范化。该标准将体质分为平和质、气虚质、阳虚质、阴虚质、痰湿质、湿热质、血瘀质、气郁质、特禀质九种类型。在我国东、西、南、北、中共 5 个地域进行的 21948 例的大样本流行病学调查发现，平和质是阴阳气血调和的最佳状态，以体态适中、面色红润、精力充沛等为主要特征，在九种体质类型中仅占 32.75%，小于总人数的 1/3；另外八种是阴阳气血失衡，具有不同表现特征的偏颇体质，分别是气虚质、阴虚质、阳虚质、痰湿质、湿热质、气郁质、血瘀质和特禀质，总共占到了 67.25%，比总人数的 2/3 还多。其中，居于前 4 位的分别是：气虚体质、湿热体质、阴虚体质和气郁体质。气郁体质的人，呈逐步上升的趋势，这与社会高速发展、人们精神压力逐渐增大密切相关。

当今人们生活条件显著改善，好食肥甘厚腻、喜炙烤、嗜烟酒、少运动，易酿湿生热，因此湿热体质的人也逐渐增多。九种体质类型，反映了不同人群的个体特征。接下来，谈一谈这九种体质类型具体有怎样的表现，我们应该如何找到自己的体质类型，从而找到更适合自己的保健方式。

第二章

辨清体质好养生

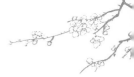

平和体质（健康族）——精力充沛，健康乐观

平和体质，顾名思义，体质不偏不倚，从中医体质养生的角度而言，平和体质是最让人羡慕，也是最健康的一种体质。平和体质的人身心健康，面色红润，皮肤水润、有弹性，不容易起皱纹、长痘或生色斑；头发稠密、乌黑而有光泽；目光炯炯有神，很少有眼袋或黑眼圈；嗅觉灵敏、通利，唇色红润而有光泽；体形匀称，肌肉结实而不松软；胃口好，吃饭香；睡眠质量好，经过充足的睡眠后，精神状态佳，不易出现疲劳、乏力的现象。性格方面，平和体质的人随和开朗、稳重自信，对自然环境和社会环境的适应能力均较强。平时不容易生病，即使生病也能较快康复。我们形象地称之为"健康族"。

什么是平和体质

平和体质是先天禀性良好，后天调养得当，以体态适中、面色红润、精力充沛、脏腑功能状态强健壮实为主要特征的一种体质状态。平和体质是最稳定的、最健康的体质。平和体质所占人群比例，约为 32.75%，也就是 1/3 左右。男性多于女性，年龄越大，平和体质的人越少。

平和体质有什么特征

1. 总体特征

阴阳气血调和，以体态适中、面色红润、精力充沛等为主要特征。

2. 形体特征

体形匀称健壮。

3. 常见表现

面色、肤色润泽，头发茂密而有光泽，目光有神，鼻色明润，嗅觉通利，味觉正常，唇色红润，精力充沛，不易疲劳，耐受寒热，睡眠安和，胃纳良好，二便正常，舌色淡红，苔薄白，脉和缓有力。

4. 心理特征

性格随和开朗、阳光，不会为小事斤斤计较，也不会轻易郁闷或动怒。

5. 发病倾向

平素患病较少。

6. 对外界环境的适应能力

对自然环境和社会环境的适应能力较强。

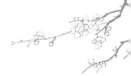

 看看你是否是平和体质

　　1.你精力充沛吗？（是）

　　2.你容易疲乏吗？（否）

　　3.你说话声音无力吗？（否）

　　4.你感到闷闷不乐吗？（否）

　　5.你比一般人耐受不了寒冷（冬天的寒冷，夏天的空调、电扇）吗？（否）

　　6.你能适应外界自然和社会环境的变化吗？（是）

　　7.你容易失眠吗？（否）

　　8.你容易忘事（健忘）吗？（否）

　　如果你的答案绝大多数与标准答案相同或者非常接近，则可判定为此体质。

 典型案例

　　王先生，平时面色、肤色润泽，大家都说他目光有神，他自己也觉得精力充沛，吃饭香，睡觉酣。他体形匀称，性格随和，大家都说他特别好相处。平时也不怎么生病，偶尔感冒，多喝点水，多休息休息就好了。每次体检，医生都夸他特别健康。

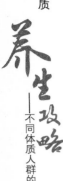

体质分析

王先生是较典型的平和体质。

平和体质以平为期，以和为贵，就像人们手中的天平，健康的指针基本在正中的"0"，刻度左右摆动，是最为理想的一种体质类型。

但是，月有阴晴圆缺，四时有寒热温凉，没有常青树，也没有"永动机"。如果你自视身体棒，通宵工作或玩乐，白天打蔫或酣睡，或慵懒安逸，或饮食不节，长此以往，平将不平。因此，平和体质重在维护。

如果每日能够按时作息，饮食新鲜多样，坚持锻炼，那么，不用刻意追求补养或调理，便能长期保持这种体质的最佳状态。

阳虚体质（怕冷族）——畏寒怕冷，火力不足

冬天穿棉衣，夏天穿短袖，这些对普通人来说是再正常不过的事情了，但是却有一群人，即使在最热的时候也要穿长袖衬衫，更有甚者，夏天穿毛衣、棉衣。在三伏天，别人开着空调才觉得舒服，他却要"全副武装"，孤独地承受着冷的感觉。因为他是阳虚体质，体内阳气不足，身体就像冬天少了火炉的房间，从里到外冷。我们形象地称之为"怕冷族"。

什么是阳虚体质

阳虚体质是指由于体内阳气不足，失于温煦，以形寒肢冷等虚寒现

体质

养生攻略

——不同体质人群的保健养生

象为主要特征的体质状态。阳气有温暖肢体、脏腑的作用，犹如自然界的太阳，阳气不足，人的内环境就会处于一种"寒冷"状态，因此阳虚体质者常常会畏寒、怕冷。阳虚体质占总人群的 7.9%。

 阳虚体质有什么特征

1. 总体特征

阳气不足，以畏寒怕冷、手足不温等虚寒表现为主要特征。

2. 形体特征

肌肉松软不实。

3. 常见表现

主症：平素畏冷，手足不温，喜热饮食，精神不振，睡眠偏多，舌淡胖嫩，边有齿痕，苔润，脉象沉迟而弱。

兼症：面色柔白，目胞晦暗，口唇色淡，毛发易落，易出汗，大便溏薄，小便清长。

4. 心理特征

性格多沉静、内向。

5. 发病倾向

发病多为寒证，或易从寒化，易患痰饮、肿胀、泄泻、阳痿。常见于现代医学的慢性肾病、慢性腹泻、阳痿、月经不调等病。

6. 对外界环境的适应能力

不耐受寒邪，耐夏不耐冬，易感湿邪。

 看看你是否是阳虚体质

1. 你手脚发凉吗？（是）

2. 你胃脘部、背部、腰膝部怕冷吗？（是）

3. 你感到怕冷，衣服比别人穿得多吗？（是）

4. 你冬天更怕冷，夏天不喜欢吹空调、电扇吗？（是）

5. 你比别人更容易患感冒吗？（是）

6. 你吃（喝）凉的东西会感到不舒服或者怕吃（喝）凉的东西吗？（是）

7. 你受凉或吃（喝）凉的东西后，容易拉肚子吗？（是）

如果你的答案绝大多数与标准答案相同或者非常接近，则可判定为此体质。

 典型案例

刘女士，从小就怕冷，一年四季手脚冰凉，刘某的丈夫虽然嘴上不说什么，但心里很是不满。一到春天，看到别的时尚女孩都脱掉棉服外套，穿上了漂亮的套装，就令她羡慕不已。她还非常讨厌空调，背部、上腹部、腿脚尤其怕冷，这给家里人带来了很大的不便，一家人都很热，她还严令禁止开空调。到了单位，人家就不能迁就她了，她只好大夏天披着披肩、穿着厚厚的鞋子。

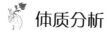 体质分析

刘女士的情况属于比较典型的阳虚体质。

阳虚体质是一种阳气不足的体质状态，换句话说，就是生命之火不够旺盛。我们可以把生命之火比作太阳，太阳照耀着大地，散发着光和热，万物才能生长，人类才能繁衍生息。如果光和热不足了，大地就像笼罩了阴霾，生命之火不旺盛了，人体各个脏腑器官都得不到温煦。由于体内阳气亏虚，机体失却温煦，所以形体白胖，肌肉松软，目胞晦暗，口唇色浅。神志失去阳气的温养，人就会出现精神不振、睡眠偏多的现象。阳气亏虚，卫外能力降低，肌腠不固，则人容易出汗，毛发易脱落。阳气不能蒸腾、气化水液，则人常有口渴不欲饮的现象。体内缺乏阳气的温煦，所以饮食喜热。阳虚体质者耐夏不耐冬，不耐受寒邪，生病多为寒证，疾病也容易向寒证转化。阳虚则不能温化和蒸腾水湿，所以阳虚体质者易感湿邪，水湿聚集，从而引发痰饮、肿胀、泄泻等病症。性格方面，阳虚体质者多沉静、内向。

阴虚体质（缺水族）——体内少水，缺乏滋润

阴虚体质的人形体大多瘦长，经常眼睛干涩，口干咽燥，总想喝水，大便干结，我们形象地称之为"缺水族"。这种人经常感到手脚心发热，脸上有一种红热的感觉，面颊潮红或者偏红，耐受不了夏天的暑热，大冬天喜欢迎着凛冽的寒风吃着雪糕，晚上睡觉的时候手心、脚心发热，恨不得在脚底下放上冰块。有人认为这是年轻，火力旺，殊不知，这样

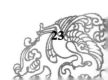

的人可能是阴虚体质。

 ## 什么是阴虚体质

　　阴虚体质是指由于体内津液精血等阴液亏少，以阴虚内热等表现为主要特征的体质状态。阴虚，是指机体的精、血、精液等阴液不足。阴虚体质的人占人群的 8.98％，在我国，多风、干燥、强紫外线辐射的西部地区，容易形成阴虚体质。许多学生和年轻人喜欢吃煎炸烧烤等食物，有的嗜好烟酒，有的生活压力过重，也是阴虚体质的多发人群。另外，女性也常见阴虚体质。由于女性具有经、带、胎、产、乳等和男性不同的生理特点，这些特别的过程都要消耗血，血属于阴，所以易形成阴虚体质。

 ## 阴虚体质有什么特征

1. 总体特征

阴液亏少，以口燥咽干、手足心热等虚热表现为主要特征。

2. 形体特征

体形偏瘦。

3. 常见表现

主症：手足心热，平素易口燥咽干，鼻微干，口渴喜冷饮，大便干燥，舌红少津，少苔。

兼症：面色潮红，有烘热感，目干涩，视物花，唇红微干，皮肤偏干，易生皱纹，眩晕耳鸣，睡眠差，小便短涩，脉象细弦或数。

4. 心理特征

性情急躁，外向好动，活泼。

5. 发病倾向

平素易患有阴亏燥热的病变，或病后易表现为阴亏症状。易患慢性胃肠疾病、糖尿病、慢性咽炎、口腔溃疡、甲亢、失眠、便秘、更年期综合征等病。

6. 对外界环境的适应能力

耐冬不耐夏，不耐受暑、热、燥邪。

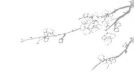 看看你是否是阴虚体质

1. 你感到手脚心发热吗？（是）

2. 你感觉身体、脸上发热吗？（是）

3. 你皮肤或口唇干吗？（是）

4. 你口唇的颜色比一般人红吗？（是）

5. 你容易便秘或大便干燥吗？（是）

6. 你面部两颧潮红或偏红吗？（是）

7. 你感到眼睛干涩吗？（是）

8. 你感到口干咽燥、总想喝水吗？（是）

如果你的答案绝大多数与标准答案相同或者非常接近，则可判定为此体质。

典型案例

何女士是外贸公司的老板,身材苗条,是个时髦女郎,平时很爱讲话,性格爽朗。总体来说,她身体不错,但就是眼睛常感到干涩,手心老出汗,性情急躁,爱发脾气,动不动就会因情绪激动而把怒火发到孩子身上。

体质分析

何女士是较典型的阴虚体质。

阴虚体质是指体内正常需要的水分、津液、精血等阴液不足,机体相关的脏腑组织失去濡养,出现内热的一种体质状态。简单地说,一是水分不足,二是产生内热。

人体的津液、精血、水分都属于"阴"的范畴。大自然中,太阳是提供能量的,水是濡养世界的。如果没有水,河道干涸,土地干裂,花草也会枯死。人体就像是一个小自然,如果不吃饭可以活7～10天;如果不喝水,3天也活不成。水少了,津液少了,口里得不到滋润,就会口渴。大肠得不到滋润,大便也会干结,拉不出来,甚至出现肛裂、痔疮。皮肤得不到滋润,就会干燥,容易生皱纹,即使抹世界顶级的润肤品也没有用,因为土壤得不到深层水源的滋润,根本的缺水问题并没有得到解决。

"一阴一阳为之道",正常情况下,阴和阳的比例应该是协调稳定的。如果属于"阴"的物质少了,属于"阳"的部分就会显得相对旺盛,出现一片虚火内扰的现象,所以会出现两颧发红、手脚心发热、亢奋、易急躁发火。这样的人看上去很精神、很健康，但其实身体已经处于不足的状态，经不起反复折腾了。

阴虚体质的形成既有先天不足的因素，如孕期母体体质弱，或母亲是高龄受孕，或早产等；也有后天失养的因素，如纵欲耗精、积劳、饮食不调、季节变化等。现代的许多年轻人，生活节奏很快，压力也比以前大，精神消耗过大；体力特别是精力透支明显，又经常熬夜、睡眠不足；饮食上喜欢辛辣刺激口味，时间一长，就可能导致人体植物神经紊乱，如果再不注意调养，就会像何女士那样，容易受到阴虚的"垂青"。

气虚体质（气短族）——倦怠乏力，容易感冒

气虚体质的人，肌肉松软，和别人爬同样高的楼，气虚体质的人就气喘吁吁，我们形象地称之为"气短族"。这种人讲话的声音很弱，老是觉得上气不接下气，气不够用。容易出现虚汗。只要体力劳动的强度稍大就容易累。性格偏于内向，胆小，不喜欢冒险。由于身体防御能力下降，所以很容易感冒，得病后也缠绵难愈。

什么是气虚体质

气虚体质是指人的气力不足，体力和精力都感到缺乏，稍微劳作便有疲劳之感，机体免疫功能和抗病能力都比较低下。气虚体质主要表现在脏腑的功能比较弱，尤其是肺脏和脾脏的功能。气虚体质者形体比较松弛，不挺拔，面色多苍白或者发黄。因为气虚，所以经常会感到疲倦、怠惰，整个人比较慵懒，说话也有气无力。

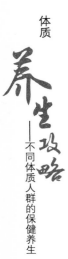

在我国，西部地区高海拔、气压低，东北地区冬季长、春秋气温较低，这些地区的人容易形成气虚体质。东部地区的人群因饮食或生活起居没有规律，常容易由平和体质转变为气虚体质。老年人、没有工作的人、学生、长期从事体力劳动的人和压力过大的上班族也容易气短。

气虚体质有什么特征

1. 总体特征

元气不足，以疲乏、气短、自汗等气虚表现为主要特征。

2. 形体特征

肌肉松软不实。

3. 常见表现

主症：平素语音低怯，气短懒言，肢体容易疲乏，精神不振，易出汗，舌淡红，舌体胖大，边有齿痕，脉象虚缓。

兼症：面色偏黄或薄白，目光少神，口淡，唇色少华，毛发不华，头晕，健忘，大便正常，或便秘但不结硬，或大便不成形，便后仍觉未尽，小便正常或偏多。

4. 心理特征

性格内向，情绪不稳定，胆小，不喜欢冒险。

5. 发病倾向

平素体质虚弱，卫表不固，易患感冒、哮喘、内脏下垂、慢性疲劳、过敏症等病。病后抗病能力弱，易迁延不愈。

6. 对外界环境的适应能力

不耐受风、寒、暑、湿邪。

 看看你是否是气虚体质

1. 你容易疲乏吗？（是）

2. 你容易气短（呼吸短促，上气不接下气）吗？（是）

3. 你容易心慌吗？（是）

4. 你容易头晕或站起时晕眩吗？（是）

5. 你比别人容易感冒吗？（是）

6. 你喜欢安静、懒得说话吗？（是）

7. 你说话声音低弱无力吗？（是）

8. 你活动量稍大就容易出虚汗吗？（是）

如果你的答案绝大多数与标准答案相同或者非常接近，则可判定为此体质。

典型案例

张先生，27 岁，2006 年大学毕业，断断续续工作了 2 年，因气虚乏力无法正常上班，就自己待在家里做网店，但也是很难坚持，由父母陪同来看病，表情很是疲惫、痛苦，就是因为这个毛病，连女朋友都没找到。询问原因，是因为在读大学期间，总是熬夜打游戏，白天都宅在宿舍睡懒觉，常年不出门，连饭都是同学给带回宿舍或者干脆不吃饭，运动就更不用说了，时间长了，从凳子上站起来都觉得腿打晃儿。

 ## 体质分析

张先生属于较典型的气虚体质。

俗话说："人活一口气。"气对于人体来说是最为重要的生命物质之一。

首先，气相当于人体的"发动机"。我们知道，所谓气就是流动的具有很强活力的物质，其"运动"的特性激发和推动了人的生长发育、脏腑的活动、血液的运行、津液的输布。气虚的人，由于其身体的"发动机"动力不足，体内运行功能减弱，营养无法吸收，垃圾排泄不出去而易生病，平时说话有气无力，一般身体都不太好。气虚体质的人生长发育相对较慢，脏腑经络功能也会减退，血行滞缓、水液不化、津液不布、痰湿内生的情况都有可能出现。这类人一般来讲大多性格内向，不爱说，不爱动，这与体质是有关系的，不是他愿意这样，而是不得不这样，为什么呢？因为气不足。本来气就弱了，身体自然就会保持安静，这样才能储存能量，保存实力。

其次，气还有"卫外"和"固密"的作用。"卫外"和"固密"对于人的保护，与大气层对地球的保护有很多相似之处。大气层不仅能够防止紫外线等有害物质进入地球，还能防止有用物质随便流散，如氧气、水分、热量等。"卫外"就相当于前者，能保护机体不受外来邪气的侵害；"固密"就相当于后者，能保持体内有用物质不流失，如能控制血液在脉内运行，防止血液溢于脉外，还可控制和调节汗液、尿液、唾液的分布和排泄。

此外，气还担任着"转换机"的角色。在大自然中，水能可以转化为热能，热能可以转化为电能，人体中的能量也可以相互转化，如肾水可以转化为肾气，血可以转化为汗，水谷可以转化为血。总之，人体内精、气、血、津液的相互转化及新陈代谢都是靠气来实现的。

我们所说的气虚体质，就是气的"发动机"和"转换机"功能低下。由于一身之气不足，脏腑功能衰退，故出现少气懒言，声低气微，精神不振，目光少神；气虚不能推动营血上荣，则头晕，健忘，唇色少华，舌淡红；卫气虚弱，不能固护肤表，故易出汗；脾气亏虚，则口淡，肌肉松弛，肢体疲乏，大便不成形，便后仍觉未尽；脾虚气血不充，则舌胖嫩，边有齿痕；气血生化乏源，机体失养，则面色萎黄，毛发不泽；气虚推动无力，则便秘；气化无权，水津直趋膀胱，则小便偏多；气虚鼓动血行之力不足，则脉象虚缓。气虚阳弱则性格内向，情绪不稳定，胆小，不喜欢冒险；气虚卫外失固，故不耐受寒邪、风邪、暑邪，易患感冒；气虚升举无力，故多见内脏下垂，虚劳，或病后迁延不愈。

痰湿体质（肥胖族）——身体肥胖，大腹便便

在生活中我们经常见到一些大腹便便、满面油光、行动笨拙的人，按中医体质学的说法，这种胖人属于痰湿体质。痰湿体质的人多数容易发胖，身体比较沉重、笨重，喜欢经常坐着不动，饭后老是犯困，喜欢睡个懒觉。我们形象地称之为"肥胖族"。

什么是痰湿体质

痰湿体质是指由于水液内停而痰湿凝聚，以黏滞重浊为主要特征的体质状态。痰湿体质中的"痰"并非只指一般概念中的痰，而是指人体

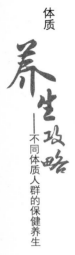

津液的异常积聚，是病理性产物。"湿"分为内湿和外湿，外湿指空气潮湿、环境潮湿，如淋雨、居处潮湿等，外在湿气会侵犯人体而致病；内湿主要由于消化系统气机运作失宜，加之过量食用肥甘厚味、辛辣刺激的食物，或饮酒及生冷饮料而致。如果身体水液的运行、转化失调，体内津液聚积而形成内湿，水湿停留在体内的某个部位，久则凝聚成痰，这个痰就是会使人生病的坏东西。因为痰是水湿运行不畅所引起的，所以常叫做"痰湿"。此种体质者多伴有肝胆脾胃功能失调、内分泌紊乱等症。

痰湿体质是目前比较常见的一种体质类型，当人体脏腑、阴阳失调，气血津液运化失调，易形成痰湿时，便可以认为这种体质状态为痰湿体质，多见于肥胖人，或素瘦今肥的人。该体质的人常表现为体形肥胖，腹部肥满松软，面部皮肤油脂较多，多汗且黏，胸闷，痰多，面色淡黄而暗，眼胞微浮，容易困倦，平素舌体胖大，舌苔白腻或甜，身重不爽，喜食肥甘甜黏，大便正常或不实，小便不多或微混。痰湿体质者性格偏温和、稳重，多善于忍耐。此种体质类型有易患高血压、糖尿病、肥胖症、高脂血症、哮喘、痛风、冠心病、代谢综合征、脑血管疾病等的倾向。

痰湿体质有什么特征

1. 总体特征

痰湿凝聚，以形体肥胖、腹部肥满、口黏苔腻等痰湿表现为主要特征。

2. 形体特征

体形肥胖，腹部肥满松软。

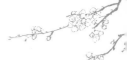

3. 常见表现

主症：面部皮肤油脂较多，多汗且黏，胸闷，痰多。

兼症：面色淡黄而暗，眼胞微浮，容易困倦，平素舌体胖大，舌苔白腻，口黏腻或甜，身重不爽，脉滑，喜食肥甘甜黏，大便正常或不实，小便不多或微混。

4. 心理特征

性格偏温和，稳重恭谦和达，多善于忍耐。

5. 发病倾向

易患消渴、中风、胸痹等病证。见于现代医学的肥胖、冠心病、糖尿病、高脂血症、高血压病、脂肪肝、痛风、月经不调、脑中风、慢性支气管炎等病。

6. 对外界环境的适应能力

对梅雨季节及湿环境的适应能力差。

看看你是否是痰湿体质

1. 你感到胸闷或腹部胀满吗？（是）

2. 你感到身体沉重或不爽快吗？（是）

3. 你腹部肥满松软吗？（是）

4. 你有额部油脂分泌多的现象吗？（是）

5. 你上眼睑比别人肿（上眼睑有轻微隆起的现象）吗？（是）

6. 你嘴里有黏黏的感觉吗？（是）

7. 你平时痰多，特别是感到咽喉部总有痰堵着吗？（是）

8. 你舌苔厚腻或有舌苔厚厚的感觉吗？（是）

如果你的答案绝大多数与标准答案相同或者非常接近，则可判定为此体质。

典型案例

林大妈一向为人温和恭谦，心宽体胖，是典型的老好人，还喜欢吃甜食。但是，她的脸有些黄胖，还比较油，眼胞总是浮肿。很容易出汗，而且汗很黏。总是觉得困倦，还会胸闷，痰多。大便比较软散，小便微浊。特别是在梅雨潮湿天气，会觉得周身不爽，总是"黏黏嗒嗒"的。

体质分析

林大妈的情况是比较典型的痰湿体质。

中医认为，"脾为生痰之源"。痰湿体质者多由于脾胃功能失常，饮食水谷精微运化障碍，以致湿浊留滞。形象地讲来，人体内的水液，一开始犹如纯净水，随着饮食起居的不科学，比如偏好油腻、甜味食品和缺乏运动，纯净水混入了油腻、糖浆、代谢垃圾等，再加上缺乏运动，则水流不畅，甚至成为死水，慢慢形成黏滞重浊的液体，引起一系列痰湿表现。

就痰湿体质的性格特征而言，一方面痰湿重浊，困扰人体阳气的升发，其性格不太外向，而是偏温和；另一方面，痰湿体质者多为中老年人群，世事洞明，所以性格稳重恭谦和达，多善于忍耐。

就痰湿体质的常见表现而言，痰湿泛于面部，则面部皮肤油腻，为油性肌肤，且肤色偏暗黄；痰湿聚于眼胞，则眼胞微浮；痰湿凝滞于肌表，则体形肥胖，腹部肥满松软，出汗时感觉汗液比较多且黏腻不爽；中医认为"肺为贮痰之器"，就是痰湿形成于脾，但容易积聚于肺，影响肺的宣降功能，所以出现胸闷、痰多等表现；痰湿形成于脾胃功能的失常，反过来还会导致脾胃运化的功能减弱；"脾主四肢"，脾胃功能正常，气血充足，四肢强健，脾胃功能减弱，气血不足，或者痰湿阻滞营养物质滋养人体，则表现出容易感到周身疲倦，身重不爽；痰浊上泛于口，则口黏腻或甜；痰湿下行于小便，则小便微混；舌体胖大，舌苔白腻，脉滑，为痰湿内阻之象。

痰湿阻滞于心，易患心脑血管疾病；痰湿阻滞于肺，则咳喘，痰多；痰湿阻滞营养物质滋养头脑，则眩晕。由于痰湿的形成多归咎于生活方式的不健康，所以痰湿为病也称为生活方式疾病，比如高血糖、高血脂、高血压、代谢综合征、肥胖等。

湿热体质（长痘族）——油光满面，多痘多疮

湿热体质的人脸上总是油光满面，看起来不清爽，而且很容易长痘痘。脸上起痘，背后、臀部也起小疖肿，大痘下去后，新痘又起来了。我们形象地称之为"长痘族"。这种体质的人一般体形有些偏胖，行动起来比较缓重。心气却很急躁，容易发火。明明没吃什么东西，但是常常觉得嘴巴里发苦，而且喝再多的水也常觉得口干，伸出舌头来看看，舌苔发黄还很腻。吃东西喜欢口味重的，爱吃辣，但是吃了辣就容易"上火"，眼睛里出现红筋，还会便秘。对于湿环境或气温偏高，尤其夏末秋初，湿热交蒸的气候较难适应。长期居住潮湿的地方或者处在温度高湿度又高的气候里，都容易变成湿热体质。而喜欢吃甜食和肥腻之品，或

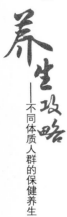
长期饮酒的人，多属湿热体质。

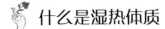

什么是湿热体质

　　湿热体质是指以湿热内蕴为主要特征的体质状态。看中医时，我们常会听医生说"湿热"。那么，什么是"湿热"呢？所谓"湿"，即通常所说的水湿，它有外湿和内湿的区分。外湿是由于气候潮湿或涉水淋雨或居室潮湿，使外来水湿入侵人体而引起；内湿是一种病理产物，常与消化功能有关。所谓"热"，则是一种热象。而"湿热"中的"热"是与"湿"同时存在的，或因夏秋季节天热湿重，湿与热合并入侵人体，或因湿久留不除而化热，或因"阳热体质"而使湿"从阳化热"，因此，湿与热同时存在是很常见的。湿热体质的高发人群为南方的人群，南边的气候有时就如同是在一个大蒸锅中，但湿热体质的形成并不完全是气候的因素，自身的饮食、生活习惯等因素才是关键。所以，平时仍需时刻警惕注意，才能防患于未然。

湿热体质有什么特征

1. 总体特征

湿热内蕴，以面垢油光、口苦、苔黄腻等湿热表现为主要特征。

2. 形体特征

形体偏胖居多。

3. 常见表现

主症：平素面垢油光，易生痤疮粉刺，舌质偏红，苔黄腻，容易口苦口干，身重困倦。

兼症：心烦懈怠，眼筋红赤，大便燥结或黏滞，小便短赤，男易阴囊潮湿，女易带下量多，脉象多见滑数。

4. 心理特征

性格多急躁易怒。

5. 发病倾向

易患疮疖、黄疸、火热等病证。常见于现代医学的痤疮、慢性胃肠疾病、黄疸、尿路感染、前列腺疾病、慢性妇科炎症等。

6. 对外界环境的适应能力

对湿环境或气温偏高，尤其夏末秋初，湿热交蒸的气候较难适应。

 看看你是否是湿热体质

1. 你面部或鼻部有油腻感或者油亮发光吗？（是）

2. 你脸上容易生痤疮或皮肤容易生疮疖吗？（是）

3. 你感到口苦或嘴里有异味吗？（是）

4. 你大便黏滞不爽、有解不尽的感觉吗？（是）

5. 你小便时尿道有发热感、尿色浓（深）吗？（是）

6. 你带下色黄（白带颜色发黄）吗？（限女性回答）（是）

7. 你的阴囊潮湿吗？（限男性回答）（是）

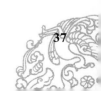

如果你的答案绝大多数与标准答案相同或者非常接近，则可判定为此体质。

典型案例

汤先生体形有些偏胖，脸上总是油光满面，看起来不清爽，而且很容易长痘痘，行动起来也比较缓重。他心气很急躁，容易发火。常常觉得嘴巴里发苦、口干，舌苔发黄还很腻。吃东西喜欢口味重的，爱吃辣，但是吃了辣就容易"上火"，眼睛里出现红丝，还会便秘。

体质分析

汤先生的情况是比较典型的湿热体质。

这类人面部和鼻尖总是油光发亮，易生痤疮粉刺，皮肤还容易瘙痒。常感到口苦、口臭或嘴里有异味，身重困倦。大便燥结或黏滞不爽，舌质偏红，苔黄腻。他们多性格急躁易怒，对又潮又热的气候较难适应。

湿热体质是一种内环境不清洁，又湿又热，湿热氤氲，排泄不畅的体质。湿热泛于肌肤，则见形体偏胖，平素面垢油光，易生痤疮粉刺；湿热郁蒸，胆气上溢，则口苦口干；湿热内阻，阳气被遏，则身重困倦；热灼血络，则眼筋红赤；热重于湿，则大便燥结；湿重于热，则大便黏滞；湿热循肝经下注，则阴囊潮湿，或带下量多；小便短赤，舌质偏红，苔黄腻，脉象滑数，为湿热内蕴之象。湿热郁于肝胆，则性格急躁易怒，易患黄疸、火热等病症；湿热郁于肌肤，则易患疮疖。

气郁体质（郁闷族）——郁郁寡欢，气机不畅

《红楼梦》里的林妹妹就是这种体质。气郁体质者，一般形体消瘦，性格内向，多愁善感，忧郁脆弱，经常闷闷不乐，无缘无故地叹气，对精神刺激的适应能力较差，不喜欢阴雨天气，容易患失眠、抑郁症、神经官能症、百合病等病症。我们形象地称之为"郁闷族"。

什么是气郁体质

气郁体质是指由于长期情志不畅、气机郁滞而形成的以性格内向不稳定、忧郁脆弱、敏感多疑为主要表现的体质状态。人体之气是人的生命运动的根本和动力。生命活动的维持，必须依靠气。人体的气，除与先天禀赋、后天环境以及饮食营养相关以外，还与肾、脾、胃、肺的生理功能密切相关。所以，机体的各种生理活动，实质上都是气在人体内运动的具体体现。当气不能外达而结聚于内时，便形成"气郁"。中医认为，气郁多由忧郁烦闷、心情不畅所致。长期气郁会导致血液循环不畅，严重影响健康。

气郁体质占我国人群的 8.73%，并且人数不断增多，生活节奏快、长期压力过大、思虑过度是造成气郁体质的普遍原因。内心脆弱、孤僻固执、追求完美的人，当所愿不遂，与内心的追求反差过大时，就容易形成气郁体质。突发精神刺激，如亲人去世、受惊恐等也会诱发气郁体质。气郁体质者多是年轻人，而且女性明显较多。

气郁体质有什么特征

1. 总体特征

气机郁滞，以神情抑郁、忧虑脆弱等气郁表现为主要特征。

2. 形体特征

形体瘦者为多。

3. 常见表现

主症：性格内向不稳定，忧郁脆弱，敏感多疑，对精神刺激的适应能力较差，平素忧郁面貌，神情多烦闷不乐。

兼症：胸胁胀满，或走窜疼痛，多伴善太息，或嗳气呃逆，或咽间有异物感，或乳房胀痛，睡眠较差，食欲减退，惊悸怔忡，健忘，痰多，大便多干，小便正常，舌淡红，苔薄白，脉象弦细。

4. 心理特征

性格内向不稳定，忧郁脆弱，敏感多疑。

5. 发病倾向

易患脏躁、百合病、不寐、梅核气、惊恐等病证。常见于现代医学的抑郁症、失眠、慢性疲劳、乳腺病、月经不调、更年期综合征等病。

6. 对外界环境的适应能力

对精神刺激的适应能力较差，不喜欢阴雨天气。

看看你是否是气郁体质

1. 您感到闷闷不乐、情绪低沉吗？（是）

2. 您精神紧张、焦虑不安吗？（是）

3. 您多愁善感、感情脆弱吗？（是）

4. 您容易感到害怕或受到惊吓吗？（是）

5. 您胁肋部或乳房胀痛吗？（是）

6. 您无缘无故叹气吗？（是）

7. 您咽喉部有异物感，且吐之不出、咽之不下吗？（是）

如果你的答案绝大多数与标准答案相同或者非常接近，则可判定为此体质。

 ## 典型案例

小杨的父母感情不和，小时候，父亲常对母亲怒骂甚至拳脚相加，他和姐姐只能躲到小屋里，叹气，偷偷抹眼泪。如今，小杨来到北京读大学，远离了怒骂声，居然渐渐开始失眠。起初只是入睡困难，后来渐渐出现梦多，睡眠质量差，每天只能睡三四个钟头。学习效率明显下降，还严重影响了日常生活。

 ## 体质分析

小杨的情况是比较典型的气郁体质。

这种体质的人大多体形偏瘦，常感到闷闷不乐，情绪低沉，容易紧张、焦虑不安，多愁善感，容易感到害怕或受到惊吓，常感到乳房及两胁部胀痛，经常无缘无故地叹气，咽喉部常有堵塞感或异物感，容易失眠、健忘。

应该说，气郁体质的人少数属于先天遗传，其他人则可能是因过去一些不良经历造成，与抑郁症关系密切。

气郁体质者主要是情志不畅所导致的，因此他们多表现为内向性格，常郁闷、情绪低落、生闷气，久而久之就会转化成抑郁症。俗话说："心病还需心药医。"因此，对于气郁体质者来说，最主要的还是保持心情舒畅。中医学认为，肝性喜条达而恶抑郁，长期情志不畅，肝失疏泄，故平素忧郁面貌，神情多烦闷不乐；气机郁滞，经气不利，故胸胁胀满，或走窜疼痛，多伴善太息，或乳房胀痛；肝气横逆犯胃，胃气上逆则见嗳气呃逆；肝气郁结，气不行津，津聚为痰，或气郁化火，灼津为痰，肝气夹痰循经上行，搏结于咽喉，可见咽喉有异物感，痰多；气机郁滞，脾胃纳运失司，故见食欲减退；肝藏魂，心藏神，气郁化火，热扰神魂，则睡眠较差，惊悸怔忡，健忘；气郁化火，耗伤气阴，则形体消瘦，大便偏干；舌淡红，苔薄白，脉象弦细，为气郁之象。情志内郁不畅，故性格内向不稳定，忧郁脆弱，敏感多疑，易患郁证、脏躁、失眠、梅核气、惊恐等病证。

瘀血体质（长斑族）——面色晦暗，容易生斑

如果把人体气血比喻成交通的话，一个地方堵车了，整条马路都会出现行驶缓慢，甚至走不动。再往前走，才发现是前面出了剐蹭，堵在那里了。"脉者，血之府。"血管是血液循环的道路，瘀血是血液在脉里

流通不畅或者溢出脉外，停积在体内形成的病理产物，可以是外伤出血，也可以是气虚、气滞、寒凝、热邪等作用而导致的结果。瘀血体质的人，不仅皮肤干燥、粗糙，而且皮肤偏暗，面色晦暗，眼眶暗黑，鼻部暗滞。若色素沉着到一定的程度，面部就容易出现黑斑。我们形象地称之为"长斑族"。

什么是瘀血体质

　　瘀血体质是指体内有血液运行不畅的潜在倾向或瘀血内阻的病理基础，并表现出一系列外在征象的体质状态。瘀血体质的人，面色偏暗，嘴唇颜色偏暗，舌下的静脉瘀紫。皮肤比较粗糙，有时在不知不觉中会出现皮肤瘀青。眼睛里的红丝很多，刷牙时牙龈容易出血，容易烦躁、健忘，性情急躁。瘀血体质者约占人群的7.95%，在我国南部地区，或者脑力工作者以及女性人群中多见。瘀血体质者在饮食方面应多食用有活血、散结作用的食物，少食肥腻之品；起居宜有规律，保证充足的睡眠；不可过于安逸，应多进行一些有助于促进气血运行的运动。

瘀血体质有什么特征

1. 总体特征

血行不畅，以肤色晦暗、舌质紫暗等血瘀表现为主要特征。

2. 形体特征

瘦人居多。

3. 常见表现

主症：平素面色晦暗，皮肤偏暗或色素沉着，容易出现瘀斑，易患疼痛，口唇暗淡或紫，舌质暗，有点、片状瘀斑，舌下静脉曲张，脉象细涩或结代。

兼症：眼眶暗黑，鼻部暗滞，发易脱落，肌肤干，女性多见痛经、闭经，或经血中多凝血块，或经色紫黑有块、崩漏，或有出血倾向、吐血。

4. 心理特征

性格易怒，急躁健忘。

5. 发病倾向

易患出血、癥瘕、中风、胸痹等病。常见于现代医学的慢性头痛、肿瘤、脑中风、冠心病、颈肩腰腿痛、月经不调、前列腺疾病等病。

6. 对外界环境的适应能力

不耐受风邪、寒邪。

看看你是否是瘀血体质

1. 你的皮肤在不知不觉中会出现青紫瘀斑（皮下出血）吗？（是）

2. 你的两颧部有细微血丝吗？（是）

3. 你身体上有疼痛吗？（是）

4. 你面色晦暗或容易出现黄褐斑吗？（是）

5. 你会出现黑眼圈吗？（是）

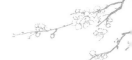

6. 你容易忘事（健忘）吗？（是）

7. 你口唇颜色偏暗吗？（是）

如果你的答案绝大多数与标准答案相同或者非常接近，则可判定为此体质。

典型案例

杨女士才 28 岁，两颊上就有了黄褐斑，皮肤粗糙。工作不是很累，但眼睛里红丝却很多，刷牙时牙龈也容易出血。月经经期正常，却颜色偏暗，常有血块。这些她从没放在心上，倒是身上莫名其妙地出现皮肤瘀青，逼得她去医院查了血常规、凝血功能，结果却一切正常。

体质分析

杨女士是较典型的瘀血体质。

这种体质的人大多体形偏瘦，性格急躁，容易健忘。面色、口唇偏暗，常有色素沉着，皮肤干燥，容易出现瘀斑。不仅如此，他们头发易脱落，还常感到这疼那疼的。瘀血体质的女性多是痛经的"受害者"，容易出现闭经，或经色紫黑有块、崩漏。另外，心脑血管疾病和某些肿瘤也与瘀血有关，应该引起注意。

瘀血体质是体内血液运行不畅或瘀血内阻的体质状态。血行不畅，气血不能濡养机体，则形体消瘦，发易脱落，皮肤易干或甲错；不通则痛，故易患疼痛，女性多见痛经；血行瘀滞，则血色变紫变黑，故见面色晦暗，皮肤偏暗，口唇暗淡或紫，眼眶暗黑，鼻部暗滞；脉络瘀阻，则见皮肤色素沉淀，容易出现瘀斑，妇女闭经，舌质暗，有点、片状瘀斑，舌下静脉曲张，脉象细涩或结代；血液瘀积不散而凝结成块，则见经色紫黑有块；血不循经而溢出脉外，则见崩漏。瘀血内阻，气血不畅，故性格内郁，心情不快，急躁健忘，不耐受风邪、寒邪；瘀血内阻，血不行经而外溢，易患出血、中风；瘀血内阻，则易患癥瘕、胸痹等病。

特禀体质（过敏族）——容易过敏，娇宠备至

人们经常用春暖花开来形容春天，但有些人却特别害怕春天的到来，因为春天的花粉，会使他们过敏，会给他们带来很多烦恼。特禀体质的人，就有这样的烦恼。春天花粉一飘，这类人就不停地打喷嚏、流眼泪。我们形象地称之为"过敏族"。 特禀体质有多种表现，比如有的人即使不感冒也经常鼻塞、打喷嚏、流鼻涕，容易患哮喘，容易对药物、食物、气味、花粉、季节过敏；有的人皮肤容易起荨麻疹，皮肤常因过敏而出现紫红色瘀点、瘀斑，皮肤常一抓就红，与西医所说的过敏体质有些相像。

什么是特禀体质

特禀体质又称特禀型生理缺陷、过敏。"特"指的是什么？就是特殊禀赋，是指由于遗传因素和先天因素所造成的特殊状态的体质，主要包括过敏体质、遗传病体质、胎传体质等。有的特禀体质者生来就有先天缺陷或遗传相关疾病的表现，如先天性、遗传性的生理缺陷，先天性、遗传性疾病，过敏性疾病，原发性免疫缺陷等。凡遗传性疾病患者，

都表现为亲代有相同的疾病，或出生时即有固定的缺陷。遗传性疾病包括血友病、先天愚型以及"五迟""无软""解颅"等。胎传疾病有胎寒、胎热、胎惊、胎肥、胎弱等。过敏体质者常对季节气候的适应能力差，有的即使不感冒也经常鼻塞、打喷嚏、流鼻涕，对药物、食物、气味、花粉、季节变化容易过敏。皮肤常因过敏而出现紫红色瘀点、瘀斑，皮肤常常出现抓痕、划痕。有的特禀体质者容易起荨麻疹、风团、瘾疹、喘咳，易患花粉症、哮喘等疾病，常常会引发宿疾。由于多数特禀体质者对外界环境的适应能力差，相应会表现出不同程度的内心敏感、多疑、焦虑、抑郁等心理反应。特禀体质者约占我国人群比例的 4.91%，一般分布没有特点。

在 9 种体质中，特禀体质受遗传的影响最大。有关调查显示，特禀体质者的亲属中若患过敏性哮喘、过敏性鼻炎、湿疹等疾病，则其患这些疾病的比例要比一般群体高好多。

🌿 特禀体质就是过敏体质吗

许多书上称特禀体质就是过敏体质，其实，过敏体质是特禀体质的一种。特禀体质，我们可以理解为来源于父母的一种特殊的体质类型，其中包含两个意思：先天的、特殊的体质。它包括三种：第一种是过敏体质，有过敏性鼻炎、过敏性哮喘、过敏性紫癜、湿疹、荨麻疹等过敏性疾病的人大都属于这一类；第二种是遗传病体质，就是有家族遗传病史或者是先天性疾病的，这一类大多很难治愈；第三种是胎传体质，就是母亲在妊娠期间所受的不良影响传给胎儿所造成的一种体质。在特禀体质中，最常见的是过敏体质，通过调整偏颇的体质状态，相对容易转变为正常的体质状态。所以，特禀体质主要就是指过敏体质，我们一般将特禀体质者称为"过敏族"。后天调理对于过敏体质的人比较有效，而一些先天身体缺陷相对就比较难调理。

 ## 为什么特禀体质的人容易出现过敏

"过敏"这个词源于希腊，原意是"不正常的反应"。现代医学认为，由于免疫系统错把一些原本无害的物质当做危险的外来入侵者，反应过度而形成了过敏。

特禀体质的人容易产生过敏性疾病，有的是过敏性鼻炎或过敏性哮喘，有的则因过敏而患上荨麻疹，更有人对特定的药物过敏，如青霉素过敏，或对某种食物产生激烈的过敏反应，如有的人对海鲜类食物过敏，不能吃螃蟹等。另外，他们对季节气候的适应能力也差，易患花粉症，流鼻涕、鼻塞、打喷嚏、哮喘、皮疹、皮肤划痕症等过敏表现在特禀体质人群中出现率较高。所以，不小心成了特禀体质的人，一定要在生活中加倍小心，尽量避免已知的过敏源。

有人会问，为什么特禀体质的人容易出现过敏，而别的体质人群不会呢？这是因为特禀体质者具有几个与其他几种体质人群不一样的特征：①在特禀人群的体内，他们的免疫球蛋白含量过高，而免疫球蛋白是人体内导致过敏反应的主要物质，它的多少可以影响过敏反应的剧烈程度。②特禀体质者体内组胺酶的含量较低，不能破坏人体细胞在过敏反应时释放出来的组胺，因此产生过敏。③特禀体质者体内肠道的各种消化酶含量下降，这导致肠胃对某些食物的蛋白质吸收分解不充分，可致过敏。而其肠道黏膜上分布的保护性抗体更是加重了过敏反应的程度。④特禀体质者体内辅助性 T_1 细胞和辅助性 T_2 细胞两者的比例失调。而辅助性 T_2 细胞增多，则可促使白细胞介素分泌增多，升高免疫血清蛋白的含量，从而增强过敏反应。

特禀体质有什么特征

1. 总体特征

先天失常，以生理缺陷、过敏反应等为主要特征。

2. 形体特征

过敏体质者一般无特殊；先天禀赋异常者或有畸形，或有生理缺陷。

3. 常见表现

过敏体质者，常见哮喘、风团、咽痒、鼻塞、打喷嚏等；患遗传性疾病者，有垂直遗传、先天性、家族性特征；患胎传性疾病者，具有母体影响胎儿个体生长发育及相关疾病特征。

4. 心理特征

随禀质不同，情况各异。

5. 发病倾向

过敏体质者，易患哮喘、荨麻疹、花粉症及药物过敏等；遗传性疾病者，易患血友病、先天愚型等；胎传性疾病者，易患五迟（立迟、行迟、发迟、齿迟和语迟）、五软（头软、项软、手足软、肌肉软、口软）、解颅、胎惊等。

6. 对外界环境的适应能力

过敏季节适应能力差，易引发宿病。

看看你是否是特禀体质

1. 你没有感冒也会打喷嚏吗？（是）

2. 你没有感冒也会鼻塞、流鼻涕吗？（是）

3. 你有因季节变化、温度变化或异味等原因而咳喘的现象吗？（是）

4. 你容易过敏（药物、食物、气味、花粉、季节交替时、气候变化等）吗？（是）

5. 你的皮肤起荨麻疹（风团、风疹块、风疙瘩）吗？（是）

6. 你的皮肤因过敏而出现过紫癜（紫红色瘀点、瘀斑）吗？（是）

7. 你的皮肤一抓就红，并出现抓痕吗？（是）

如果你的答案绝大多数与标准答案相同或者非常接近，则可判定为此体质。

 ## 典型案例

卓先生，43岁，自从22年前移居巴拿马后就常年做冷冻食品生意。巴拿马位于中关洲地峡，地近赤道，属热带海洋性气候，年均气温23℃～27℃。加上两面濒海，海岸线长约2988千米。因此，一年当中除了一个季节为旱季外，其他三个季节都为雨季，气候很潮湿。而卓先生需要常年在冻存食物的冰库和商店外面炎热的气候间往返，身体倒也没出现过什么异常。可是十几年后，由于服用海鲜，卓先生的手脚出现红色斑块后，只要一遇到冷热突然改变的外界环境，就会变得心情紧张，全身各个部位都可能会出现红色斑块，且每次发作的部位都不固定。卓先生真是懊恼不已，不仅生意受到了很大的影响，给身心也带来了极大的痛苦。

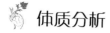 体质分析

　　卓先生的情况是由过敏体质导致，属于中医所指的特禀体质。

　　特禀体质是一类特殊的人群，他们无法像我们一样自由随意地过日子，因为他们会对某些正常人习以为常的物质产生过敏反应。当他们接触到过敏源时，就会出现鼻炎、皮肤炎、气喘，非常痛苦，若得不到及时舒缓，甚至可能会危及生命。

　　正常人体内都有一套生理的保护性免疫反应系统，当外来物质侵入人体时，人体就会通过免疫淋巴细胞产生免疫球蛋白，将入侵物中和或消化掉。而特禀体质中的过敏一族，他们的免疫反应灵敏度超出了应有的程度和范围，通常会将一些对人体不会产生伤害的外来物质，视作入侵者，并对其进行中和或消化，这样就会伤害到机体的某些正常功能，从而引发局部甚至全身性的过敏性反应，进而出现打喷嚏、哮喘、瘙痒、荨麻疹、过敏性紫癜等症状。所以，生活中这些人一定要避开这些可能引起过敏反应的物质。过敏源有花粉、粉尘、异体蛋白、化学物质、紫外线等几百种，有时甚至查不到过敏源。

　　中医认为，过敏源是引起疾病的外部原因，过敏体质才是导致过敏反应的内在因素。因此，过敏体质者要防治疾病，除了躲避过敏源外，关键在于从根本上改善过敏体质。因此，对于特禀体质者，防重于治，调控特禀体质可以从根本上减少或杜绝过敏性疾病的发生。

第三章

平和体质养生攻略

——不伤不扰，顺其自然

平和体质是最稳定的、最健康的体质，需要良好的先天禀赋和合理的后天调养。平和体质的人体态适中、面色红润、精力充沛、脏腑功能正常，社会和自然适应能力强，很少生病。一般男性多于女性，且年龄越大，平和体质的人越少。平和体质很大程度上是由先天禀赋决定的，但是后天调养也不容忽视。如果不注意后天调养，即使先天禀赋很好，也可能变成偏颇体质。

运动养生——动静适宜，量力而行

平和体质的人本身身体素质良好，能够参与绝大部分的运动项目。总的原则是坚持动静适宜、量力而行。要根据自己的年龄、性别、特长及当时的身体状况，积极开展丰富合理的运动，尤以有氧运动为主。

平和体质的人运动也不能过量吗

平和体质的人运动也不能过量吗？是的。

平和体质的人多是中青年人，先天禀赋较好，身体素质较强，运动能力亦较强。运动对于平和体质的人来说，可以调动全身阳气，达到后天调理的目的。因此，平和体质的人运动时要注意因人而异、因时制宜、量力而行、适可而止。

我们要将日常运动与体育竞技区分开来。平和体质是对体质的一种

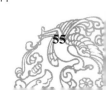

分类，其反映的是一个人整体的生理和心理状态，中医认为其是阴阳平衡、形神合一的良好状态。运动可以保养我们的形体，使形体健美。但是，过度的运动、超出个人承受能力的运动会损伤形体，造成身体的伤害。比如，平和体质的人可以是年轻人、老年人、小孩、妇女、运动员等，其中年轻人与老年人运动的强度不一样，小孩、妇女等普通人与运动员的运动能力不能比。另外，春、夏、秋、冬四季适宜的运动项目不一样，早上、晚上适宜的运动项目也不相同。因此，即便是平和体质的人，也不可逞强去参加超出自己能力的运动，否则得不偿失。

关于如何把握运动的"度"，华佗结合自己的医疗实践，明确提出"人体欲得劳动，但不当极耳"的身体锻炼原则，以指导运动养生实践，并以"汗出"的生理现象与"身体轻快"的自我感受来把握、控制自身运动的量与强度。

太极拳——平和体质者的最佳运动方式

平和体质者养生要采取中庸之道，所以运动养生也要尽量选择一些贴合身心的运动方式，比如散步、太极拳、瑜伽等。而在这些运动中，太极拳更适合于平和体质者。长期练习太极拳，不仅可以增强周身肌肉的耐力和韧性，而且可以使身体内气充足，使周身血脉舒畅，心性空灵，符合"中庸"养生之法。

太极拳的养生概念最早在《素问·异法方宜论》中提出，即"其病多痿厥寒热，其治宜导引按"。这里的"导引"即是古代的一种健身方法，由意念引导动作，配合呼吸，由上而下或由下而上地运气，相当于现在的气功或太极拳运动。

太极拳是我国的国粹，经常练习太极拳，对于身心健康有意想不到的收获，集练气、蓄劲、健身、养生、防身、修身于一体，是一种适合经常锻炼的养生功法。太极拳要求心静、眼明、身灵、手准、步稳，五者以心为统帅。初学者可练习 24 式太极拳，它是中国国家体育总局于 1956 年组织太极拳专家汲取杨氏太极拳精华编串而成的一套入门级的太极拳，动作简练，浓缩了传统太极拳的精华，老少皆宜。

1. 动作及口诀

（1）起势：两脚开立，两臂前举，屈膝按掌。

（2）野马分鬃：有三种方式：①收脚抱球，左转出步，弓步分手。②后坐撇脚，跟步抱球，右转出步，弓步分手。③后坐撇脚，跟步抱球，左转出步，弓步分手。

（3）白鹤亮翅：跟半步胸前抱球，后坐举臂，虚步分手。

（4）搂膝拗步：有三种方式：①左转落手，右转收脚举臂，出步屈肘，弓步搂推。②后坐撇脚，跟步举臂，出步屈肘，弓步搂推。③后坐撇脚，跟步举臂，出步屈肘，弓步搂推。

（5）手挥琵琶：跟步展手，后坐挑掌，虚步合臂。

（6）倒卷肱：两手展开，提膝屈肘，撤步错手，后坐推掌。重复 3 次。

（7）左揽雀尾：右转收脚抱球，左转出步，弓步掤臂，左转随臂展掌，后坐右转下捋，左转出步搭腕，弓步前挤，后坐分手屈肘收掌，弓步按掌。

（8）右揽雀尾：后坐扣脚，右转分手，回体重收脚抱球，右转出步，弓步掤臂，右转随臂展掌，后坐左转下捋，右转出步搭手，弓步前挤，后坐分手屈肘收掌，弓步推掌。

（9）单鞭：左转扣脚，右转收脚展臂，出步勾手，弓步推举。

（10）云手：右转落手，左转云手，并步按掌，右转云手，出步按掌。重复两次。

（11）单鞭：斜落步右转举臂，出步勾手，弓步按掌。

（12）高探马：跟步后坐展手，虚步推掌。

（13）右蹬脚：收脚收手，左转出步，弓步划弧，合抱提膝，分手蹬脚。

（14）双峰贯耳：收脚落手，出步收手，弓步贯拳。

（15）转身左蹬脚：后坐扣脚，左转展手，回体重合抱提膝，分手蹬脚。

（16）左下势独立：收脚勾手，蹲身仆步，穿掌下势，撇脚弓腿，扣脚转身，提膝挑掌。

（17）右下势独立：落脚左转勾手，蹲身仆步，穿掌下势，撇脚弓腿，扣脚转身，提膝挑掌。

（18）右玉女穿梭：落步落手，跟步抱球，右转出步，弓步推架。

（19）左玉女穿梭：后坐落手，跟步抱球，左转出步，弓步推架。

（20）海底针：跟步落手，后坐提手，虚步插掌。

（21）闪通臂：收脚举臂，出步翻掌，弓步推架。

（22）转身搬拦捶：后坐扣脚右转摆掌，收脚握拳，垫步搬捶，跟步旋臂，出步裹拳拦掌，弓步打拳。

（23）如封似闭：穿臂翻掌，后坐收掌，弓步推掌。

（24）十字手与收势：后坐扣脚，右转撇脚分手，移重心扣脚划弧，收脚合抱，旋臂分手，下落收势。

2. 练习太极拳的注意事项

（1）心静体松：思想上应排除杂念，不受外界干扰，全身关节、肌肉以及内脏完全放松。

（2）圆活连贯：在动作转换过程中，对下肢，是以腰带跨，以跨带膝，以膝带足；对上肢，是以腰带背，以背带肩，以肩带肘，再以肘带手。前一个动作的结束就是下一个动作的开始，势势之间没有间断和停顿。

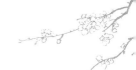

（3）虚实分明："运动如抽丝，迈步似猫行。"下肢以主要支撑体重的腿为实，辅助支撑或移动换步的腿为虚；上肢以体现动作主要内容的手臂为实，辅助配合的手臂为虚。

（4）呼吸自然：太极拳练习的呼吸方法有自然呼吸、腹式顺呼吸、腹式逆呼吸和拳势呼吸。以上几种呼吸方法，不论采用哪一种，都应自然、匀细，徐徐吞吐，要与动作自然配合。初学者采用自然呼吸。

其他适合平和体质者的常见传统运动项目

中医传统的运动养生法是在历代养生家不断总结和完善下，形成的一整套较为系统的理论、原则和方法，可以达到非常好的健身、治病、益寿延年的功效。中医运动养生非常注重机体内外的协调统一，和谐适度，在其发展历程中，形成了不同的流派和多种多样的运动养生功法，比较著名的除太极拳外，还有八段锦、五禽戏、易筋经等。这些传统运动项目注重调意识以养神，以意领气；调呼吸以练气，以气运血；再以气导形，通过形体、筋骨的运动，使周身经脉畅通，营养整个机体。如是，则形神兼备、百脉通畅、脏腑谐调，机体达到"阴平阳秘"的状态，从而增进身心健康，保持旺盛的生命力。

1. 八段锦

八段锦属于古代导引法的一种，是形体活动与呼吸活动相结合的健身法。八段锦柔筋健骨、养气壮力，具有行气活血、协调五脏六腑之功能，很适合老年朋友练习，但最好经过正规学习后再练习。

现代研究也证实，八段锦的运动强度和动作次序符合运动学与生理学的规律，其动作柔和缓慢，圆活连贯。八段锦能改善神经体液调节功能和加强血液循环，对腹腔脏器有柔和的按摩作用，对神经系统、心血管系统、消化系统、呼吸系统及运动器官都有良好的调节作用，是一种较好的健身导引运动。

（1）坐式八段锦

①宁神静坐：采用盘膝坐式，正头竖颈，两目平视，松肩虚腋，腰脊正直，两手轻握，置于小腹前的大腿根部。要求静坐 3 ~ 5 分钟。

②手抱枕骨：牙齿轻叩 20 ~ 30 下，口水增多时即咽下，谓之"吞津"。随后将两手交叉，自身体前方缓缓上起，经头顶上方将两手掌心紧贴在枕骨处，手抱枕骨向前用力，同时头部向后用力，使后头部肌肉产生一张一弛的运动。如此行 10 次呼吸。

③指敲玉枕：接上式，以两手拉双耳，两手的食指相对，贴于两侧的玉枕穴上，随即将食指搭于中指的指背上，然后将食指滑下，以食指的弹力缓缓地叩击玉枕穴，使两耳有咚咚之声。如此指敲玉枕穴 10 次。

④微摆天柱：头部略低，使头部肌肉保持相对紧张，将头向左右频频转动。如此一左一右地缓缓摆撼天柱穴 20 次左右。

⑤手摩精门：做自然深呼吸数次后，闭息片刻，随后将两手搓热，以双手掌推摩两侧肾俞穴 20 次左右。

⑥左右辘轳：接上式，两手自腰部顺势移向前方，两脚平伸，手指分开，稍作屈曲，双手自胁部向上划弧如车轮形，像摇辘轳那样自后向前做数次运动，随后再按相反的方向前向后做数次环形运动。

⑦托按攀足：接上式，双手十指交叉，掌心向上，双手做上托劲；稍停片刻，翻转掌心朝前，双手做向前按推劲。稍作停顿，即松开交叉的双手，顺势做弯腰攀足的动作，用双手攀两足的涌泉穴，两膝关节不要弯曲。如此锻炼数次。

⑧任督运转：正身端坐，鼓漱吞津，意守丹田，以意引导内气自中丹田沿任脉下行至会阴穴，之后接督脉沿脊柱上行，至督脉终结处，再循任脉下行。

（2）站式八段锦

①双手托天理三焦：自然站立，两足平开，与肩同宽，含胸收腹，腰脊放松。正头平视，口齿轻闭，宁神调息，气沉丹田。双手自体侧缓缓举至头顶，转掌心向上，用力向上托举，足跟亦随双手的托举而起落。托举6次后，双手转掌心朝下，沿体前缓缓按至小腹，还原。

②左右开弓似射雕：自然站立，左脚向左侧横开一步，身体下蹲成骑马步，双手虚握于两髋之外侧，随后自胸前向上划弧提于与乳平高处。右手向右拉至与右乳平高，与乳距约两拳许，意如拉紧弓弦，开弓如满月；左手捏箭诀，向左侧伸出，顺势转头向左，视线通过左手食指凝视远方，意如弓箭在手，等机而射。稍作停顿后，随即将身体上起，顺势将两手向下划弧收回胸前，并同时收回左腿，还原成自然站立。此为左式，右式反之。左右调换练习6次。

③调理脾胃须单举：自然站立，左手缓缓自体侧上举至头，翻转掌心向上，并向左外方用力举托，同时右手下按附应。举按数次后，左手沿体前缓缓下落，还原至体侧。右手举按动作同左手，唯方向相反。

④五劳七伤往后瞧：自然站立，双脚与肩同宽，双手自然下垂，宁神调息，气沉丹田。头部微微向左转动，两眼目视左后方，稍停顿后，缓缓转正，再缓缓转向右侧，目视右后方稍停顿，转正。如此操作6次。

⑤摇头摆尾去心火：两足横开，双膝下蹲成骑马步。上体正下，稍向前探，两目平视，双手反按在膝盖上，双肘外撑。以腰为轴，头脊要正，将躯干划弧摇转至左前方，左臂弯曲，右臂绷直，肘臂外撑，臀部向右下方撑劲，目视右足尖；稍停顿后，随即向相反方向划弧摇至右前方。反复做6次。

⑥两手攀足固肾腰：松静站立，两足平开，与肩同宽。两臂平举，自体侧缓缓抬起至头顶上方，转掌心朝上，向上做托举劲。稍停顿，两腿绷直，以腰为轴，身体前俯，双手顺势攀足，稍作停顿，将身体缓缓直起，双手右势起于头顶之上，两臂伸直，掌心向前，再自身体两侧缓

缓下落于体侧。

⑦攒拳怒目增力气：两足横开，两膝下蹲成骑马步。双手握拳，拳眼向下。顺势头稍向左转，两眼通过左拳凝视远方，右拳同时后拉。与左拳出击形成一种"争力"。随后，收回左拳，击出右拳，要领同前。反复做 6 次。

⑧背后七颠百病消：两足并拢，两腿直立，身体放松，两手臂自然下垂，手指并拢，掌指向前。随后双手平掌下按，顺势将两脚跟向上提起，稍作停顿，将两脚跟下落着地。反复练习 6 次。

2. 易筋经

易筋经是采用调气调息与静止性用力相结合，改善内脏器官功能，活动四肢关节，畅通周身血脉，增强肌肉力量，使人体内外俱壮的一种强身保健的锻炼方法。易筋经包括内功和外功两种锻炼方法，各有 12 势。易筋经内功采用站式，以一定的姿势，借呼吸诱导，逐步加强筋脉和脏腑的功能。大多数采取静止性用力。呼吸以舒适自然为宜，不可屏气。古代相传的易筋经姿势及锻炼法有 12 势，即韦驮献杵、横担降魔杵、掌托天门、摘星换斗、三盘落地、出爪亮翅、倒拽九牛尾、九鬼拔马刀、青龙探爪、卧虎扑食、打躬势、工尾势等。

（1）第一势：韦驮献杵

两臂屈肘，徐徐平举至胸前成抱球势，屈腕立掌，指头向上，掌心相对（10 厘米左右）。此动作要求肩、肘、腕在同一平面上，合呼吸酌情做 8 ~ 20 次。

（2）第二势：横担降魔杵

两足分开，与肩同宽，足掌踏实，两膝微松；两手自胸前徐徐外展，至两侧平举；立掌，掌心向外，两目前视；吸气时胸部扩张，臂向后挺；呼气时，指尖内翘，掌向外撑。反复操作 8 ~ 20 次。

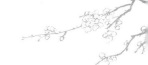

（3）第三势：掌托天门

两脚开立，足尖着地，足跟提起；双手上举高过头顶，掌心向上，两中指相距 3 厘米；沉肩屈肘，仰头，目观掌背。舌舐上腭，鼻息调匀。吸气时，两手用暗劲尽力上托，两腿同时用力下蹬；呼气时，全身放松，两掌向前下翻。收势时，两掌变拳，拳背向前，上肢用力将两拳缓缓收至腰部，拳心向上，脚跟着地。反复做 8 ~ 20 次。

（4）第四势：摘星换斗势

右脚稍向右前方移步，与左脚形成斜八字，随势向左微侧；屈膝，提右脚跟，身向下沉，右虚步。右手高举伸直，掌心向下，头微右斜，双目仰视右手心；左臂屈肘，自然置于背后。吸气时，头往上顶，双肩后挺；呼气时，全身放松，再左右两侧交换姿势锻炼。连续做 5 ~ 10 次。

（5）第五势：倒拽九牛尾势

右脚前跨一步，屈膝成右弓步。右手握拳，举至前上方，双目观拳；左手握拳；左臂屈肘，斜垂于背后。吸气时，两拳紧握内收，右拳收至右肩，左拳垂至背后；呼气时，两拳两臂放松，还原为本势预备动作。然后身体后转成左弓步，左右手交替进行。随呼吸反复操作 5 ~ 10 次。

（6）第六势：出爪亮翅势

两脚开立，两臂向前平举，立掌，掌心向前，十指用力分开，虎口相对，两眼怒目平视前方，随势脚跟提起，以两脚尖支持体重。然后两掌缓缓分开，上肢成"一"字样平举，立掌，掌心向外，随势脚跟着地。吸气时，两掌用暗劲伸探，手指向后翘；呼气时，臂掌放松。连续做 8 ~ 12 次。

（7）第七势：九鬼拔马刀势

脚尖相衔，足跟分离成"八"字形；两臂向前成叉掌立于胸前。左手屈肘，经下往后，呈勾手置于身后，指尖向上；右手由肩上屈肘后伸，拉住左手指，使右手呈抱颈状。足趾抓地，身体前倾，如拔刀一样。吸气时，双手用力拉紧，呼气时放松。左右交换。反复做 5 ~ 10 次。

（8）第八势：三盘落地势

左脚向左横跨一步，屈膝下蹲成马步。上体挺直，两手叉腰，再屈肘翻掌向上，小臂平举如托重物状；稍停片刻，两手翻掌向下，小臂伸直放松，如放下重物状。动作随呼吸进行，吸气时，如托物状；呼气时，如放物状，反复做 5～10 次。收功时，两脚徐徐伸直，左脚收回，两足并拢，呈直立状。

（9）第九势：青龙探爪势

两脚开立，两手成仰拳护腰。右手向左前方伸探，五指捏成勾手，上体左转。腰部自左至右转动，右手亦随之自左至右水平划圈，手划至前上方时，上体前倾，同时呼气；划至身体左侧时，上体伸直，同时吸气。左右交换，动作相反。连续做 5～10 次。

（10）第十势：卧虎扑食势

右脚向右跨一大步，屈右膝下蹲，成右弓左仆腿势；上体前倾，双手撑地，头微抬起，目注前下方。吸气时，同时两臂伸直，上体抬高并尽量前探，重心前移；呼气时，同时屈肘，胸部下落，上体后收，重心后移，蓄势待发。如此反复，随呼吸而两臂屈伸，上体起伏，前探后收，如猛虎扑食。连续做 5～10 次后，换左弓右仆脚势进行，动作如前。

（11）第十一势：打躬势

两脚开立，脚尖内扣。双手仰掌缓缓向左右而上，用力合抱头后部，手指弹敲小脑后片刻。配合呼吸做屈体动作；吸气时，身体挺直，目向前视，头如顶物；呼气时，直膝俯身弯腰，两手用力使头探于膝间作打躬状，勿使脚跟离地。根据体力反复做 8～20 次。

（12）第十二势：工尾势

两腿开立，双手仰掌，由胸前徐徐上举至头顶，目视掌而移，身立正直，勿挺胸凸腹；十指交叉，旋腕反掌上托，掌以向上，仰身，腰向后弯，目上视；然后上体前屈，双臂下垂，推掌至地，昂首瞪目。呼气时，屈体下弯，脚跟稍微离地；吸气时，上身立起，脚跟着地；如此反复做 21 次。收功：直立，两臂左右侧举，屈伸 7 次。

3. 五禽戏

五禽戏是东汉名医华佗根据古代导引、吐纳、熊经、鸟伸之术，研究了虎、鹿、熊、猿、鸟五禽的活动特点，并结合人体脏腑、经络和气血的功能，编成的一套具有民族风格特色的导引术。五禽戏寓医理于动作之中，寓保健、康复效益于生动形象的"戏"之中，这是五禽戏区别于其他导引术的显著特征。五禽戏，分别是虎戏、鹿戏、熊戏、猿戏和鸟戏，每种动作都是模仿了相应动物的动作。传统的五禽戏，又称华佗五禽之戏，五戏共有动作 54 个；由中国体委新编的简化五禽戏，每戏有两个动作，分别为虎举、虎扑；鹿抵、鹿奔；熊运、熊晃；猿提、猿摘；鸟伸、鸟飞。每种动作都是左右对称地各做 1 次，并配合气息调理。

（1）虎戏

脚后跟靠拢成立正姿势，两臂自然下垂，两眼平视前方。

左式：①两腿屈膝下蹲，重心移至右腿，左脚虚步，脚掌点地，靠于右脚内踝处，同时两掌握拳提至腰两侧，拳心向上，眼看左前方。②左脚向左前方斜进一步，右脚随之跟进半步，重心坐于右腿，左脚掌虚步点地，同时两拳沿胸部上抬，拳心向后，抬至口前，两拳相对翻转，变掌向前按出，高与胸齐，掌心向前，两掌虎口相对，眼看左手。

右式：①左脚向前迈出半步，右脚随之跟至左脚内踝处，重心坐于左腿，右脚掌虚步点地，两腿屈膝，同时两掌变拳撤至腰两侧，拳心向上，眼看右前方。②与左式之二相同，唯左右相反。如此反复左右虎扑，次数不限。

（2）鹿戏

身体自然直立，两臂自然下垂，两眼平视前方。

左式：①右腿屈膝，身体后坐，左腿前伸，左膝微屈，左脚虚踏；左手前伸，左臂微屈，左手掌心向右，右手置于左肘内侧，右手掌心向

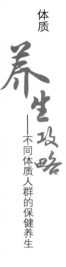

左。②两臂在身前同时逆时针方向旋转，左手绕环较右手大些，同时要注意腰胯、尾骶部的逆时针方向旋转，久而久之，过渡到以腰胯、尾骶部的旋转带动两臂的旋转。

右式：动作与左式相同，唯方向左右相反，绕环旋转方向亦有顺逆之不同。

（3）熊戏

身体自然站立，两脚平行分开，与肩同宽，双臂自然下垂，两眼平视前方。先右腿屈膝，身体微向右转，同时右肩向前下晃动，右臂亦随之下沉，左肩则向外舒展，左臂微屈上提。然后左腿屈膝，其余动作与上述动作左右相反。如此反复晃动，次数不限。

（4）猿戏

脚跟靠拢成立正姿势，两臂自然下垂，两眼平视前方。

左式：①两腿屈膝，左脚向前轻灵迈出，同时左手沿胸前至口平处向前如取物样探出，将达终点时，手掌撮拢成钩手，手腕自然下垂。②右脚向前轻灵迈出，左脚随至右脚内踝处，脚掌虚步点地，同时右手沿胸前至口平处时向前如取物样探出，将达终点时，手掌撮拢成勾手，左手同时收至左肋下。③左脚向后退步，右脚随之退至左脚内踝处，脚掌虚步点地，同时左手沿胸前至口平处向前如取物样探出，最终成为勾手，右手同时收回至右肋下。

右式：动作与左式相同，唯方向左右相反。

（5）鸟戏

两脚平行站立，两臂自然下垂，两眼平视前方。

左式：①左脚向前迈进一步，右脚随之跟进半步，脚尖虚点地，同时两臂慢慢从身前抬起，掌心向上，与肩平时两臂向左右侧方举起，随之深吸气。②右脚前进与左脚相并，两臂自侧方下落，掌心向下，同时下蹲，两臂在膝下相交，掌心向上，随之深呼气。

右式：动作同左式，唯方向左右相反。

娱乐养生——雅俗共赏，有益身心

平和体质的人身体素质和心理素质都较好，对自然和社会具有较强的适应能力。因此，平和体质的人可以根据自己的兴趣爱好，尝试多种多样、有益身心的娱乐活动。

唱歌跳舞宣发肺气

唱歌是现在最流行、最简单的娱乐方式，在不影响别人休息的情况下，可以在任何地点、任何时候进行。平和体质的人可以多唱歌，或者唱戏、哼曲等，帮助宣发肺气，保持身体健康。

中老年人可以参加广场舞团队，在不影响别人休息的情况下，每天坚持跳广场舞，有利于活动四肢、愉悦心情。此外，许多地方有中老年人的业余娱乐组织，平和体质的中老年人都可以选择参加。

看看戏剧陶冶情操

现在戏剧形式多种多样，如电影、话剧、电视剧等。平和体质的人可适当观看戏剧，品味不同人物的生活，丰富自己的精神世界。但要注意，看电视的时间不宜太长，以免影响视力和健康。注意不可长时间观看剧情紧张的戏剧，以免影响自身的情绪。

外出旅游舒畅心怀

平和体质的人可以邀上家人、好友外出旅游，特别是到山清水秀的自然风景区游览，既有利于增进家人感情、朋友友情，促进了彼此之间的交流，在旅游中爬山、走路等，还可以锻炼身体。要注意避免过度劳累和水土不服，可随身携带必备的药品，如清凉油、风油精、藿香正气水、保济丸等。

种种花草增添生机

平和体质的人有条件的话，可以在家里或者庭院里种植绿色植物、观赏性鲜花等，既可以令空气清新，改善起居环境，又可以达到怡情的目的，给人一种蓬勃生机的感觉。比如：芦荟、吊兰、虎尾兰、一叶兰、龟背竹等植物能吸收有毒化学物质；常青藤、铁树、菊花、金橘、半支莲、月季花、山茶、石榴、米兰、雏菊、腊梅、万寿菊等能有效地清除二氧化硫、一氧化碳等有害气体；玫瑰、桂花、紫罗兰、茉莉、柠檬、蔷薇、石竹、铃兰、紫薇等芳香花卉产生的挥发性油类具有显著的杀菌作用。注意家中有孕妇的话，个别有特殊气味的花草不适宜种植，以免引起或加重呕吐反应。花草一般不宜晚上放在卧室，因为植物是晚上释放二氧化碳的，会加剧卧室空气的浑浊。

饮食养生——荤素搭配，三餐合理

平和体质的人一般胃口比较好，消化功能也不错。特别是年轻人，容易饥不择食或者挑食偏食。因此，平和体质的人在饮食方面要注意荤素搭配、三餐合理、均衡饮食。

平和体质者的饮食原则是什么

平和体质的人一般为正常饮食，没有特别的饮食禁忌，但要遵循基本的饮食原则。

1. 荤素搭配

通常饮食有粮食类、肉蛋类、奶制品类、豆制品、蔬菜水果等，其中应以粮食类、豆制品和蔬菜水果为主，补充足量的蛋和奶，少吃肉类，特别是肥肉。肉食方面，尽可能吃清蒸鱼，不要吃动物内脏。

2. 三餐合理

"早餐吃好，中餐吃饱，晚餐吃少。"这是众所周知的道理。但是事实上，很多人特别是年轻人不吃早餐，或者用饼干之类的零食代替早餐。研究发现，这种做法容易导致胆结石的发生。另外，部分白领习惯晚上宴请重要宾客，导致晚餐吃得过于丰盛、过饱，甚至引发急性胰腺炎等疾病。其实，晚上少吃还可以减肥。

3. 均衡饮食

平和体质者本身没有疾病，也很少得病。如果在饮食方面"吃出疾病了"，那就实属冤枉了！均衡饮食最基本的要求就是顺应季节选择食物，特别是瓜果蔬菜。比如：春季宜多食辛甘食物，如韭菜、香菜、萝卜等，少食酸性食物，以免阳气收敛太过；夏季饮食以清淡为主，忌食肥甘厚味，多吃新鲜瓜果蔬菜；秋季多吃清润滋补之品，如银耳、百合、雪梨等；冬季宜多食温补之品，禁食寒凉之品。

4. 戒烟戒酒

烟、酒等属于刺激性食物，最好不要吸烟、喝酒。据研究资料显示，每日喝少量的红酒（大约 50 毫升），具有软化血管、保护心脑的作用。

🌿 适宜平和体质者的养生药膳

1. 南瓜豆腐羹

【材料】豆腐 300 克（切丁），猪肉 100 克（切丁），香菇 100 克（去蒂切丁），鲜蘑菇 100 克（切丁），黄豆 100 克（煮熟），南瓜 300 克（去皮、籽瓤，切片），盐少许，胡椒粉少许。

【做法】锅中加 1200 毫升水，煮沸。入南瓜煮至熟透，待凉后用果汁机打成南瓜浆汤。再煮沸南瓜浆汤，加入切好的猪肉、豆腐、香菇、蘑菇和黄豆，煮熟。下盐和胡椒粉调味，即可食用。

【功效】南瓜具有补中益气、化痰排脓的功效，现代研究表明其有益于皮肤和指甲健康。豆腐属高蛋白、低脂肪之品，具有降血压、降血脂、降胆固醇的功效，是绿色健康食品。南瓜豆腐羹清淡爽口、色鲜味美，且制作简单，是一道简便的养生药膳。

2. 芝麻山药粥

【材料】大米 100 克，山药 50 克，黑芝麻 50 克，冰糖少许。

【做法】大米淘洗干净，山药清洗干净，戴上手套，刮掉外皮，切成滚刀小块。将大米、山药和黑芝麻一起装入高压锅，加入足量的水，再加入两大块冰糖，盖好盖子。大火烧至上汽后，转小火煮 10 分钟。

【功效】健脾理气，润肠乌发。山药具有健脾之功效，黑芝麻有润肠和乌发的功效，配以大米熬粥，可滋补脾胃。再加少许冰糖，风味更佳。

3. 蜂蜜柚子茶

【材料】连皮带瓤柚子 500 克，蔗糖 100 克，槐花蜜 250 克，盐少许。

【做法】将柚子涂抹上一层盐，刷净；用刀将最外面那层黄绿色的皮薄薄地刮下来，尽量薄一些，稍带里面的白瓤。剥出柚子肉撕成小块；削下的黄皮切成大约 3 厘米长、粗细 1 毫米左右的细丝，越细越好；把切好的柚子皮，放到盐水里腌 1 小时；把腌好的柚子皮放入清水中，用中火煮 10 分钟，使其变软，脱去苦味。把处理好的柚子皮和果肉放入干净无油的锅中，加一小碗清水和冰糖，用中小火熬 1 小时，熬至黏稠，柚皮金黄透亮即可，注意熬的时候要经常搅拌，以免粘锅。等放凉后，加入蜂蜜，搅拌均匀后就做成蜂蜜柚子茶了，装入密封罐，放在冷藏室存放，喝的时候用温水冲一下即可。

【功效】柚子含有丰富的天然枸橼酸和各种无机盐类，不仅有益于肝、胃、肺等功能，而且还有清热去火、止咳化痰的功效。

平和体质的人哪些食物要少吃

平和体质的人基本上能吃的食物很多，但是，为了保持本身良好的脾胃功能，一些特殊食物还是要注意少吃。

1. 燥性食物要少吃

燥性食物有韭菜、辣椒、花椒、葱、生姜、大蒜、荔枝、虾、鲢鱼、羊肉、狗肉、鸡肉、鹅蛋，还有白酒。这些食物长期食用，会导致平和体质遭到改变，湿热积聚体内，久而久之，变成湿热体质或阴虚体质。

2. 寒凉之品少吃

寒凉之品有冰棒、冰水、冰淇淋和冰水果等，还包括莲子心、绿豆、金银花等凉性食物。这些食物在夏季可以适量吃一点，帮助清热解暑。但是不宜长期食用。月经期的女性也要避免寒凉之品，以免引起痛经，甚至导致生育能力下降。

3. 不可过度滋补

平和体质的人本身很健康，几乎不需要食用滋补之品，否则画蛇添足、过犹不及。时下流行的固元膏等自制滋补品，平和体质的人可以不吃。滋补过度，反而会引起脸上长痘、便秘、"上火"等症状。

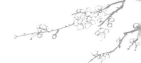

起居养生——顺应自然，劳逸结合

平和体质者的生活起居，最关键的是要遵循自然、简单、规律的原则。平和体质本身是最健康的，不要没事找事、画蛇添足，不然过犹不及。

顺应四季变化规律

平和体质的人要顺应四季的变化规律来生活，适时增减衣物，选择适宜的养生方法，这里给平和体质的人介绍一种经典的养生方法——孙思邈耳聪目明十三法，可长期坚持。

孙思邈耳聪目明十三法

1. 发常梳

将双手手掌互搓36下至掌心发热，然后由前额开始往后扫，经后脑扫回颈部。早、晚各10次。经常做这个动作，可以按摩到头部的重要穴位，起到明目祛风及缓解头痛、耳鸣、白发和脱发的作用。

2. 头常摇

双手叉腰，闭目，垂头，先向右扭动，再恢复原位，此为1次，共做 6 次；再用同样的方法向左做 6 次。经常做这个动作，可令头脑灵活，预防颈椎病。老年人要慢慢做，否则可能导致头晕。

3. 面常洗

搓双手 36 下，手暖后上下画圈摩面。经常做这个动作，脸色红润有光泽，同时不易有皱纹。

4. 目常运

先闭上眼睛，然后用力睁开，眼珠在眼眶内上、下、左、右四个方向打转，重复做 3 次。再搓手 36 下，将温暖的掌心敷在眼部。这个动作可以舒缓眼睛疲劳，预防近视和纠正假性近视。

5. 耳常鼓

手掌掩双耳，用力向内压，然后放手，应该有"噗"的一声。重复做 10 下。这个动作每天临睡前做，可以缓解疲劳，起到增强记忆和听觉的作用。

6. 齿常叩

口唇微微闭上，上下牙齿互叩，牙齿互叩时须发出声响，但无需太用力。共叩齿 36 下。这个动作可以疏通口唇和口腔内的经络，帮助保持头脑清醒，加强肠胃吸收，防止蛀牙。

7. 漱玉津

玉津就是口水。口微微闭上，将舌头伸出牙齿外，由上排牙中间开始，向左环绕 12 圈，然后将口水吞下。之后再由上排牙中间开始，向右环绕 12 圈，将口水吞下。口微微闭上，舌头在口腔、牙齿后方围绕上下腭转动。左转 12 圈后吞口水，再右转 12 圈后吞口水。经常做这个动作，可以强健肠胃，延年益寿。

8. 腹常揉

搓手 36 下，手暖后两手交叉，围绕肚脐按顺时针、逆时针方向各揉 36 下。这个动作可以帮助消化，消除腹部脂肪。

9. 腰常摆

身体和双手有韵律地摆动。当身体扭向左时，右手在前，左手在后，在前的右手轻轻拍打小腹，在后的左手轻轻拍打腰骶部位。反方向重复做同样的动作，各做 50 下。这个动作可以强化肠胃、固肾气，防治消化不良、胃痛、腰痛。

10. 摄谷道

谷道即肛门。吸气时提肛，即将肛门的肌肉收紧。闭气，维持数秒，直至不能忍受，然后徐徐呼气，直至完全放松。这个动作无论何时都可以练习，可有效补益肾气。

11. 膝常扭

双脚并排，双膝并拢，微微下蹲，双手按在膝盖时，左右各扭动 20 下。这个动作可以强化膝关节的功能。

12. 脚常搓

右手擦左脚，左手擦右脚。由脚跟向上至脚趾，再向下擦回脚跟为 1 下。左右各做 36 下。常做这个动作，可治失眠，降血压，消除头痛，对身体有益。

13. 常散步

心无杂念，轻松地散步，同时尽情欣赏沿途的风光。所谓"饭后百步走，活到九十九"，散步确实有益健康。

心理养生——恬淡虚无，知足常乐

平和体质的人，性格一般比较温和，情绪比较稳定，给人非常平静、稳重的感觉。对社会变故、个人境遇变化等的适应能力比较强，具有较强的自我心理调节能力。平和体质的人要注意保持良好的心理状态，用知足常乐的生活态度面对生活。

与人为善，保持微笑

笑是一种很好的情绪表达，可以促进血液循环，增进心肺功能。平和体质的人待人接物经常保持微笑、心怀善意，与人建立良好的人际关系，有利于处理工作、生活中的各种事情，使得人生更加如意，生活更加幸福，身体更加健康。

及时排解不良情绪

平和体质的人也难免遭遇不顺心的事情，导致情绪低落。这时候，可以采取户外旅行、找老朋友叙旧、听听欢快的音乐或者大声呼喊等方式，及时舒缓、排解不良情绪。

集体活动有助于保持乐观情绪

平和体质的人自我调节能力一般比较强，但是，当人长期处于某种情绪当中时，多少就会发生一些变化。所以，平和体质的人要格外珍惜乐观的心理状态，小心地保护好心理的那片宁静。参加集体活动，结交不同的朋友，交流思想，增进感情，对生活、工作、学习乃至心理调节都是很有帮助的。

针灸推拿——畅通气血，延年益寿

平和体质的人日常使用针灸推拿之法，可以达到调理阴阳、畅通气血、促进代谢等目的。可以根据个人的需要，坚持按摩头面部、手部、足底、胃经等。

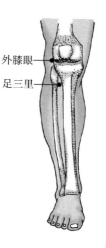 艾灸足三里，脾胃更健康

艾灸是最好的补阳方法，平和体质的人在寒冷的季节可以适当采用艾灸的方法。

足三里穴位于外膝眼下 3 寸，胫骨的边缘。

足三里是"足阳明胃经"上的一个重要穴位，可以强壮身心，被誉为"长寿保健穴"。艾灸足三里有调节免

外膝眼
足三里

疫、增强抗病能力、调理脾胃、补中益气等作用。

平时可自己去药店购买艾条，点燃艾条，在距离足三里穴皮肤 3 ~ 5 厘米处熏灸。一般每次灸 30 分钟，待皮肤潮红、有温热感为宜。平和体质的人每星期灸 1 ~ 2 次，冬季可以隔天灸 1 次。

按摩劳宫和涌泉，有助于睡眠

劳宫穴位于手掌心，手握拳头时，中指指尖对应的位置就是该穴。每晚临睡前，先擦热双手掌心，右掌按摩左劳宫，左掌按摩右劳宫，各 36 次，可促进睡眠。

涌泉穴是肾经上的重要穴位，位于足底，在足前部凹陷处，第 2、3 趾趾缝纹头端与足跟连线的前 1/3 处。将两手心搓热，用手心搓脚心 100 ~ 300 下，可治疗失眠和高血压。

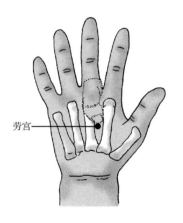

劳宫

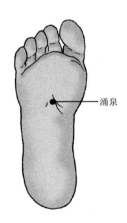

涌泉

敲胆经帮助消化

敲胆经是一种很好的保健方法，主要作用是疏通和增加气血，促进胆汁的分泌，帮助饮食物的消化和吸收。

胆经循行经过下肢外侧的中线（相当于裤子的外侧裤缝处），一般使用空心掌敲击，次数以 100～200次为宜。不强求敲击到小腿部，初练者可慢慢增加次数。平和体质的人可长期坚持敲胆经，孕妇、产妇不能敲，老年人和特别虚弱的人每次敲击的次数不宜太多，肝火本来就比较旺者不宜敲。

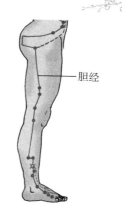

——胆经

药物养生——药食同源，过犹不及

平和体质的人，一般身体比较健康，如果没有生病，不需要药物调养。随着四季气候的变化，可以采用一些食疗的方法，达到保健的作用。但不是一味地乱用补药，否则过犹不及。

适合平和体质者的四季养生食疗药膳

1. 春季养肝吃菠菜

春季食疗要疏肝养血，菠菜为首选。菠菜为春季的应季蔬菜，具有滋阴润燥、疏肝养血的作用。菠菜肉末汤、清炒菠菜等都是不错的食疗药膳。

2. 夏季消暑吃绿豆

夏季炎热，心火比较旺，绿豆具有很好的消暑、去火的作用。绿豆粥、绿豆水都是简单的食疗药膳。

3. 秋季润燥吃银耳

秋季天气干燥，呼吸系统容易受伤，易引起咳嗽等问题。冰糖银耳羹就是不错的选择，加点枸杞子则风味更佳，滋阴效果更好。

4. 冬季补阳吃羊肉

羊肉具有温补之性，适合冬季进补。平和体质的人可适当吃点羊肉，补益体内阳气，但不可过多。一般采用清炖的方法，不宜吃烤羊肉。

养生药物在食物中找

平和体质的人完全可以通过食疗来保健养生，遵循"药食同源"的原则，有些食物本身就是很好的药材。

1. 山药

山药，又称怀山。山药具有健脾胃、益肺肾、补虚羸的作用。主治食少便溏、虚劳、喘咳、尿频、带下、消渴等症。山药可以炒着吃、炖汤吃，还可以煮着吃。

2. 百合

百合花、鳞状茎均可入药，具有清热、润肺、安神的功效，其是一种药食兼用的花卉，代表药膳如冰糖银耳莲子百合汤。

3. 紫苏

紫苏叶和紫苏梗都是中医治疗风寒感冒时的常用药，紫苏叶还是很好的菜品。紫苏具有发汗解表、理气宽中的作用，因其可解鱼虾蟹之毒，所以还常用于做菜。

除此之外，还有许多既是食物又是药物之品。平和体质的人，在日常生活中可以适当选择，变换口味的同时，又可达到保健养生的目的。

第四章

阳虚体质养生攻略

——温补脾肾，振奋阳气

讲阳虚体质，先来了解一下"阳"字。单纯看这个字，如果把左侧的偏旁"阝"去掉，它就剩一个"日"字。有"日"是什么？就是太阳。看到太阳，大家想到的一定是热。而身体里的阳则代表一种活力，人们常说"他是阳光男孩"，"这人真阳光"，就是活力四射的一种表现，而其根本原因就是阳气十足。人热的时候绝对不会去晒太阳，只有冷的时候，才会想起到太阳底下晒，因为能够增加热量。阳虚体质就是指人体的阳气不足，说通俗一点，也就是指人体的热量不够，火力不足。由于阳气不足，不能温养形体，故阳虚体质者多畏寒怕冷。因此，阳虚体质的养生原则就是要温补阳气，时时注意固护阳气，饮食以温补为主，少吃生冷寒凉的食物；春夏选择阳光充足的天气多进行户外活动，秋冬季节要特别注意防寒保暖，尤其要注意腰背部和下肢部的保暖。

运动养生——多动少静，动能生阳

中医认为，动能生阳，多运动可以加速周身的气血运行，生发阳气。阳虚体质者选择在暖和的天气里，在庭院、公园、大自然中进行户外运动，以振奋阳气，改善体质，提高身体适应环境的能力。因此，阳虚体质之人，躯体运动非常重要。

所有的体育运动都适合阳虚体质的人吗

所有的体育运动都适合阳虚体质的人吗？不是的。并不是所有的运动都适合阳虚体质者。比如，阳虚体质的人不适宜游泳。游泳的时候，大量的水湿会通过毛孔渗入体内。游泳的活动量较大，人在水中消耗热量的速度也会随之加快。阳虚体质者如果游泳的话，很容易出现问题，比平常人更容易引发各类疾病。有的阳虚体质者下海游泳，上岸后出现脚跟痛，接下来连续腹泻两三天。这是因为在海水或温度较低的水中游泳容易损伤阳气。脾阳受损，所以会连续腹泻；足少阴肾经循行经过足跟，肾阳受损，所以脚跟会剧痛。因此，体质虚弱的阳虚体质者对游泳应"敬而远之"。另外，阳虚体质的人不宜进行过于激烈的体育运动，冬季锻炼最好是等太阳出来后，气温有所升高的时候进行，否则不仅起不到锻炼的效果，反而容易因过于寒冷而引发多种疾病。夏季运动也不宜过于剧烈，要避免挥汗如雨、大汗淋漓的状况出现，以免损伤阳气。

适合阳虚体质者的运动有哪些

阳虚体质的人适合做一些强度不大、舒缓柔和的运动，如散步、太极拳、八段锦、内养操、舞蹈等。下面介绍几种适合阳虚体质者的运动方式：

1. 跳绳运动——生发和疏通阳气
跳绳是一项传统而又简单的跳跃运动，可以振奋阳气，促进阳气的生发和疏通，同时也会让全身各个部位活动起来，增强心肺功能，促进气血循环，从而提高阳虚体质者的耐寒能力。很多人都会跳绳，可要想达到更好的生发和疏通阳气的效果，跳绳的姿势就要合乎标准，这就需要掌握一定的技巧。

（1）跳绳的方式

跳绳有单脚跳和双脚齐跳两种。单脚跳就是两脚轮流跳，很像跑步的动作。双脚齐跳就是手转动一次绳子，双脚同时跳一次，用力跳的时候，绳子就从脚下通过。

（2）跳绳的方法

向前摇绳时，大臂靠近身体两侧，肘稍向外展，小臂近似水平，用手腕发力，使两手在体侧旋转，每摇动一次，绳子从地经身后向上向下回旋一周，绳子转动的速度和手摇绳的速度一样。跳动时用前脚掌起跳和落地，阳虚体质者不可用全脚或脚跟落地。当跃起在空中时，身体不要极度弯曲，应呈自然弯曲的姿势。跳绳过程中，呼吸要自然、有节奏。

2. 养肾功——温肾壮腰，培补元阳

（1）屈肘上举

端坐，两腿自然分开，双手屈肘侧举，手指伸直向上，与两耳平，然后双手上举，以两胁部感觉有所牵动为度，随即复原，可连续做10次。

（2）抛空

端坐，左臂自然屈肘，置于腿上，右臂屈肘，手掌向上，做抛物动作3～5次，然后右臂放腿上，左手做抛空动作，与右手动作相同，每天做5遍。

（3）荡腿

端坐，两脚自然下垂，先慢慢左右转动身体3次，然后两脚悬空，

前后摆动 10 余次。本动作可以活动腰、膝，具有益肾强腰的功效。

（4）摩腰

端坐，宽衣，将腰带松开，双手相搓，以略觉发热为度；再将双手置于腰间，上下搓摩腰部，直到腰部感觉发热为止。此法可起到疏通经络、行气活血、温肾壮腰之作用。

娱乐养生——多乐少愁，乐能生阳

阳气不足的人大多比较内向、沉静，常表现为情绪不佳，易于忧愁，平时不爱参加社会活动，不愿与人交流。因此，适当参加娱乐活动，能够调整情绪，振奋精神，有助于生发阳气。

养养花卉

阳虚体质的人适宜闻玫瑰花、茉莉花、薄荷、鼠尾草等植物散发的芳香气味。多栽培上述花卉，有益于培补阳气。

多听欢快的音乐

多听《蓝色多瑙河》《春之歌圆舞曲》《维也纳森林的故事》《步步高》《喜洋洋》《春天来了》等令人轻度兴奋的乐曲，有利于振奋阳气。

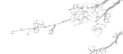

多交朋友多聊天

多交朋友，没事的时候多和朋友聊天、沟通，一起看电视剧、看电影，吃一餐喜欢的美味，可使阳虚体质者在平淡的生活中培养开朗、乐观、豁达的人生态度，忘掉忧愁。

饮食养生——多食温热，少食寒凉

有人把阳虚体质比作"冰箱体质"，因其身体的小环境就像一个"冰箱"，什么东西放进去都会变冷。一旦吃点生冷的食物，体内会更加寒凉，因此，阳虚体质者要多吃温热性质的食物，少吃生冷寒凉的东西。

阳虚体质的人适合吃哪些食物

阳虚体质者冬季特别怕冷，因此，要适当食用具有温阳御寒功效的食物以"藏热量"，使身体有足够的阳气温养全身组织器官，提高身体防寒的能力，减少疾病的发生。阳虚体质的人平时可多吃以下食物：

（1）羊肉：性温，味甘，为温补佳品，有温中暖下、益气补虚的作用。阳虚之人宜在秋冬以后常食之，可以收到助元阳、补精血、益虚劳的温补强壮效果。

（2）雀肉：性温，味甘，有壮阳益精、暖腰膝、缩小便的作用。凡阳虚羸弱、小便频数、腰膝怕冷、四肢不温者，食之最宜。《养老奉亲书》中就曾介绍，对于老人阳气乏弱者，用麻雀肉煮粥食。

（3）胡椒：性热，味辛。凡胃冷呕逆，心腹冷痛，大肠虚寒，四肢如冰等，诚为要品。阳虚之人，寒邪易犯，故食之亦宜。

（4）干姜：将生姜晒干或烘干后即为干姜。生姜偏于散寒，干姜更有温中回阳尤其是温暖脾阳的作用。凡阳虚怕冷、脘腹冷痛、四肢不温者，皆宜用之。

（5）肉桂：性热，味辛甘，是常用的调味食品，有补元阳、暖脾胃、通血脉、散寒气的功用。凡阳虚怕冷、四肢不温、腰膝冷痛之人，最宜食之。

（6）荔枝：性温，味甘酸，为一种温补果品。阳虚又兼气血不足之人，宜常吃荔枝。

（7）茴香：性温，味甘辛。有大茴香与小茴香之分，两者均有温阳补火与散寒理气的作用。阳虚火衰和寒凝气滞者，食之皆宜。

（8）肉苁蓉：性温，味甘酸咸，有温补肾阳的作用，多用于治疗阳虚便秘，或阳虚怕冷，腰膝冷痛。阳虚之人，常用肉苁蓉同山药、羊肉作羹服食，认为"食之胜服补药"。

（9）冬虫夏草：善壮命门之火，益精髓，补肺气，故阳虚体弱者食之最宜。

此外，海虾、淡菜、韭菜、鲜生姜、大葱、丁香、豆蔻、桂圆等食品，阳虚体质的人皆可食用。

阳虚体质的人哪些食物要少吃

阳虚体质的人要少吃生冷、苦寒、凉、黏腻的食物，比如梨、李子、西瓜、荸荠、香蕉、枇杷、马蹄、甘蔗、柿子、冬瓜、黄瓜、苦瓜、芹菜、茄子、蚕豆、绿豆、百合、甲鱼、鸭肉、田螺、蟹肉、绿茶、冷冻饮料等。尤其不宜多饮清热泻火的凉茶。

 适宜阳虚体质者的养生药膳

1. 生姜当归羊肉汤

【材料】羊肉 300 克，当归 30 克，生姜 60 克，精盐少许。

【做法】羊肉洗净，切成小块，烧一锅水，水开之后把羊肉块放入沸水中焯一下，把血水焯掉，然后把羊肉捞出来，沥干水分，再倒进砂锅里。加入当归、生姜，倒入清水，清水一定要多一些，大约是肉的 2 倍。盖上盖子，上火煮，先用大火煮开之后，换小火再煮大约两个小时。煮好之后加入适量的盐，即可食用。

【功效】温中补虚。当归是常用的补血药，性质偏温，有活血养血补血的功效。生姜既是厨房不可缺少的调料，也是作用广泛的中药，可以温中散寒，发汗解表。羊肉性温热，可补气助阳，暖中补虚，温中补血，祛寒止痛，特别适合冬季食用。生姜当归羊肉汤相传是汉代张仲景传下来的方子，在《本草纲目》中被称为补元阳、益血气的温热补品。

2. 枸杞鹌鹑汤

【材料】鹌鹑 3 只，银耳 50 克，枸杞子 50 克，盐、味精、黄酒、姜、高汤各适量。

【做法】鹌鹑洗净，剁成小块，入沸水中焯透，捞出过凉控水，放在碗中。银耳、枸杞子洗净，入清水中浸泡 15 分钟，捞出后放在鹌鹑上，放上姜片。锅内加适量高汤烧开，加上盐、味精、少量黄酒拌匀，浇在鹌鹑上，再把碗放进蒸笼蒸 20 分钟，取出即可。

【功效】滋肾壮阳，健脑明目。

3. 枸杞羊肉粥

【材料】枸杞叶 250 克，羊肾 1 只，羊肉 100 克，葱白 2 茎，粳米 100 ~ 150 克，细盐少许。

【做法】将新鲜羊肾剖洗干净，去内膜，切细；再把羊肉洗净切碎，枸杞叶煎汁去渣，同羊肾、羊肉、葱白、粳米一起煮粥。待粥成后加入细盐少许，稍煮即可。

【功效】滋肾阳，补肾气，壮元阳。适用于肾虚劳损、阳气衰败所致的阳痿、腰脊疼痛、腿脚痿弱、头晕耳鸣、听力减退、尿频或遗尿等。

4. 蘑菇烧牛肉

【材料】牛肉 200 克，土豆 1 个，蘑菇 50 克，胡萝卜、笋尖各少许，淀粉、胡椒粉、大料、酱油、味精、醋、葱姜末各适量。

【做法】将牛肉洗净，切成小方块；土豆、胡萝卜去皮洗净，切成滚刀块；蘑菇、笋尖洗净控水。锅内加油烧至八成热，下土豆块稍炸后捞出。另起锅加油烧热，下葱姜末爆香，放牛肉块煸炒，加酱油、胡椒粉、大料和适量水烧开。待牛肉煮熟时，放入土豆、胡萝卜、蘑菇同煮，加盐、味精和少许醋，小火慢炖至汤汁渐收，用淀粉勾芡，撒入笋尖即成。

【功效】蘑菇的有效成分可增强 T 淋巴细胞的功能，从而提高机体的免疫力。牛羊肉都是温性食物，能暖脏腑，补阳气，增强体质，在天寒地冻的季节，当然要成为阳虚体质者进补的佳品。

起居养生——避寒就温，多晒太阳

多晒太阳

　　阳虚体质的人，怕冷的位置、程度、表现是不一样的，所以对于卫阳不足的人，我们可以选择晒太阳的方法，有时间就多晒太阳，让人体的阳气与天地之阳气相通。晒太阳是最简单、最实用的方法。中午是阳气最旺盛的时候，尤其是冬天的中午，是晒太阳最宝贵的时间。

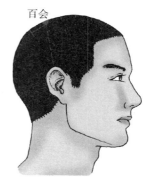

百会

　　晒太阳的时候，不要戴帽子，因为头顶有一个百会穴，它位于头顶正中线与两耳尖连线的交点处。通过百会穴，机体可以把阳气吸进去。我们还可以一边晒太阳，一边手握半拳，叩击我们的腰部。通过这种最简单的晒太阳的方法，可以养我们的阳气。

增加户外活动

　　阳虚体质的人要多参加户外活动，这样能够调动阳气，增强机体卫外的功能。另外，增加户外活动还能吸取日月之精华，天地之灵气，尤其是阳光，达到借助自然界的阳气以养护自身阳气的目的。但需要注意

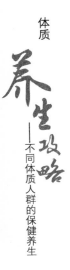

的是，阳虚体质的人怕冷，比较容易受风和寒的侵袭，户外运动时应注意保暖避寒。阳虚体质者要选择暖和的天气进行户外运动锻炼，不宜在阴冷天气或潮湿之处锻炼身体。阳虚体质者性格多沉静、内向，进行户外运动时，可多和其他人组成团队。这样能增强自身活力以及相互协作的能力，可使阳虚体质者的性格变得更加开朗、活泼，同时也调整了精神状态。

注意防寒保暖

阳虚体质者耐夏不耐冬，怕冷不怕热，到了冬季手冷过肘和足冷过膝，睡不热被窝，很容易感冒，因此要注意保暖。有的女孩爱美，天气一热就露肚脐，穿短裙（把膝盖露在外边），这样很损伤阳气。阳虚的人在夏天更应该注意关节的保暖。在春秋季或夏季空调房里，尽量不穿露肩、露膝、露脐、露腰、露股的衣服。春季要适当"春捂"，先减上衣后减下装。夏季尽量少在空调环境中生活和工作，有空调设备的房间，要注意室内外的温差不要过大，同时避免在树荫下及过堂风很大的过道久停，更不可在室外、树荫、过道等风口之处露宿。秋季不可"秋冻"，注意保温，尤其要注意背部和下肢的保暖。

心理养生——让心里充满阳光

阳虚体质的人，性格一般是沉静的、内向的、不爱说话的，情绪常常不好，易低落，给人的感觉不是那么阳光。由于人的七情也分阴阳，喜属阳，悲属阴，低落的情绪会损耗体内的阳气，加重阳虚。因此，阳

94

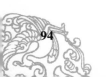

虚体质者要特别注意心理调养，培养豁达乐观的生活态度，这样阳气自然可以生发。

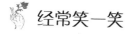 经常笑一笑

喜属心，笑不仅使人心情舒畅，还能振奋心阳。中医认为，喜属心，肺属金，火克金。悲属肺，经常笑一笑，悲哀的情绪自然也会被抑制住了。若能开怀大笑，则能加快气血循环，调整心肺功能，调和脏腑气血，有利于身心健康。笑虽可祛病健身，阳虚体质者也必须适度，否则会乐极生悲。过分的笑、失常的笑对心肺都有害，也会伤阳气。

培养乐观的人生态度

阳虚体质者情绪低落时，不妨做一些转移注意力的事情，听一些舒缓的音乐放松心情，或者投身到大自然中，心情会明显快乐起来。和朋友聊天，一起看电视剧、看电影，吃一餐喜欢的美味，可使阳虚体质者在平淡的生活中培养开朗、乐观、豁达的人生态度。

针灸推拿——自然疗法，振奋阳气

阳虚体质者的经络腧穴养生以任脉、督脉、背部膀胱经、肾经为主，可采用艾灸、按摩及贴敷等方法。

艾灸

艾灸疗法是阳虚患者补阳最好的方式之一。艾灸能温经散寒，行气通络，益气温阳。而人身阳气保持常盛，正气充足，则病邪不易侵犯。艾灸疗法操作简单，非常适合阳虚体质的人进行体质纠偏保健。

常用穴位：百会、命门、肾俞、神阙、气海、关元、中极。

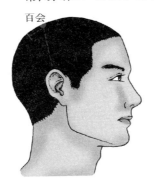

（1）用温灸器自上至下灸百会、肾俞、命门，每穴灸5～7分钟，每日1次，10日为1个疗程。此法有调和气血、温中散寒的作用。

（2）用温灸器自上至下灸气海、关元、中极，同时配合热水泡脚（泡至膝关节下），直至皮肤发红。

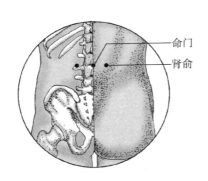

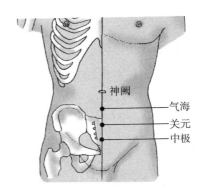

（3）隔盐隔姜灸神阙。生姜1片，大小如1元硬币，厚度0.7～0.8厘米，少许盐和清艾绒（注意：艾绒要柔和纯净如棉，不可有杂质，否则烟大且易烫伤）。用盐把肚脐填满，上放生姜片（姜片上扎有针孔）。将做好的圆锥形艾炷轻轻放在姜片上，点燃艾炷，令其慢慢燃烧，烧完一炷再放一炷，直到肚脐里的盐又黄又湿，感到犹如热水缓缓在腹中流动。

按摩

（1）揉太阳。以中指或食指揉太阳穴（眉梢与外眼角之间，向后约一横指的凹陷处）100次。

（2）揉印堂。以中指或食指揉印堂穴（两眉头中间处）100次。

（3）揉百会。用手掌按摩头顶中央的百会穴，每次按顺时针方向和逆时针方向各按摩50圈，每天2～3次。

（4）五指分梳。两手五指分开，从前发际梳向后发际66次，可行气活血，疏通经络。

（5）揉风池。以指揉风池穴100次，风池位于颈后发际凹陷中（胸锁乳突肌与斜方肌上端之间的凹陷处）。

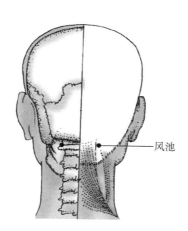

（6）揉命门。以指揉命门穴100次。命门位于人体的腰部后正中线上（第2腰椎棘突下凹陷处）。

（7）拿捏腰肌。沿脊柱两侧由上至下反复揉按腰部。

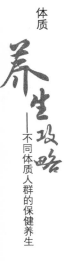

（8）点腰骶。以局部出现酸、麻、胀、痛感为度，一般每穴持续点按 1～2 分钟。先点肾俞，再点大肠俞（第 4 腰椎棘突下旁开 1.5 寸），然后点八髎穴（为上髎、次髎、中髎和下髎，左右共 8 个穴位，分别在第 1、2、3、4 骶后孔中）。

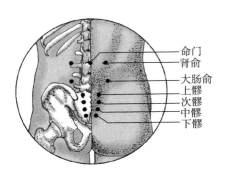

（9）摩神阙、关元、气海各 100 次，摩脐周，逆时针方向 30 圈。

（10）揉阳陵泉、阴陵泉各 100 次。

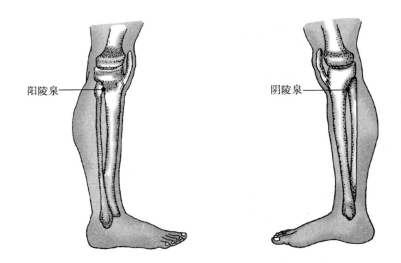

（11）擦足心，以透热为度。或每晚睡前按摩涌泉穴 100～200 次。

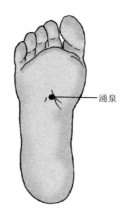

涌泉

 贴敷

　　贴敷疗法一般在夏季三伏天进行效果最好。病史较长或病情较为顽固者，可适当增加贴敷次数，贴敷时间一般不超过 24 小时。夏季是补阳气的最好季节，依据"天人相应"的理念，对于一些患有慢性病，如哮喘、支气管炎、慢性鼻炎、慢性结肠炎、慢性胃炎、痛经等疾病的阳虚体质者，可以选择"冬病夏治"疗法，借夏天阳气最旺之时，选用辛温药物，贴在特定的穴位，或艾灸足三里、气海、关元、肾俞、命门等穴位，以改善体质状态。

药物养生——温补脾肾

　　阳虚体质临床以脾阳虚和肾阳虚多见，大多表现为畏寒肢冷、体温偏低、手足发凉，或腰背怕冷，或腰以下有冷感。因此，阳虚体质者药物养生的基本原则是温补脾肾，可以适当吃一些温补脾肾的药物，如鹿

99

茸、补骨脂、益智仁、桑寄生、杜仲、菟丝子、肉桂等，也可做成膏方长期服用。

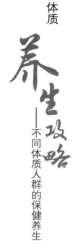

金匮肾气丸

组成：熟地黄、山药、山萸肉、茯苓、泽泻、丹皮、附子、肉桂。

用法：口服，水蜜丸1次6克，小蜜丸1次9克，大蜜丸1次1丸，1日2～3次。

功效：温补肾阳。

适应证：用于肾阳不足诸证，表现为腰痛脚软，下半身常有冷感，小腹拘急，小便不利，或小便繁多，以及脚气、痰饮、消渴等。本方为治疗肾阳虚的千年名方。后世的系列"地黄丸"都是在此方的基础上衍生出来的。服后无口干、大便干结者为合适。

右归丸

组成：熟地黄、附子、肉桂、山药、山茱萸、菟丝子、鹿角胶、枸杞子、当归、杜仲。

用法：口服，水蜜丸1次6克，小蜜丸1次9克，大蜜丸1次1丸，1日2～3次。

功效：温补肾阳，填精补血。

适应证：用于年老或久病气衰神疲，畏寒肢冷，腰膝软弱，阳痿遗精，或阳衰无子，或饮食减少，大便不实，或小便自遗。本方温补肾阳之力较金匮肾气丸更强。高血压患者慎用。

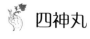 **四神丸**

组成：补骨脂、吴茱萸、肉豆蔻、五味子、生姜、大枣。

用法：口服，1次9克，1日1~2次。

功效：温肾暖脾，涩肠止泻。

适应证：用于命门火衰，脾肾虚寒，五更泄泻或便溏腹痛，腰酸肢冷。此方乃治五更泻的名方。

第五章

阴虚体质养生攻略

——滋阴润燥，清热除烦

谈到阴虚体质，重点在于人体"阴"的亏虚。人体之"阴"有哪些呢？中医认为，精、血、津、液等体内液态物质都是人体之阴，因此"阴虚"可表现为精虚、血虚和津液亏虚等。另外，"阴"字给人一种宁静、凉润和抑制的感受，阴虚体质的人在性格上则常常容易急躁、发脾气等。不难理解，阴虚体质就是指由于体内液体亏少，以阴虚内热等表现为主要特征的体质类型。阴虚体质常表现为形体消瘦、皮肤干燥、面色潮红、手足心热、口干喜冷饮、大便干结、小便短涩等；性情急躁、外向好动；平素容易患有阴亏燥热的病变，或病后易呈现阴亏症状。

阴虚体质者的养生原则是滋阴清热、养血润燥，时时注意滋补阴液，饮食以甘凉滋润为主，少吃温燥的食物；起居应有规律，居住环境宜安静，避免熬夜、剧烈运动和在高温酷暑下工作。

运动养生——寓动于静，适可而止

对于阴虚体质的人来说，阴液不足，阳气相对亢盛，所以不宜进行大强度、大运动量的运动。要避免在闷热的环境中运动，以免出汗过多，更加损伤阴液。

阴虚体质的人最好不做运动吗

阴虚体质的人最好不做运动吗？这是错误的！

阴虚体质的人多是形体消瘦的老年人、慢性病患者或大病初愈的人，适当的体育运动是有利于健康的。但因为阴虚体质的人容易出现躁热、潮热的现象，导致部分人不敢或不愿意去做运动，这是不对的。阴虚体质的人长期不运动，反而会导致体内的阳气慢慢涣散，继而出现阳虚的症状，最终会阴阳两虚。

要鼓励阴虚体质的人开展一些强度较小的运动，最好在通风、凉爽的地方开展运动，而且每次运动的时间不宜过长。遵循"寓动于静，适可而止"的原则，切不可大汗淋漓，否则损伤体内的阴液。

适合阴虚体质者的运动有哪些

阴虚体质的人适合做一些强度不大、难度较小的运动，如太极拳等传统保健运动、"嘘"字功和游泳等。

1. 传统保健运动

传统保健运动在第三章中已有详细介绍，此处不再赘述。

2. "嘘"字功

"嘘"字功是中医传统保健"六字诀"中的一种，可以涵养肝气。阴虚体质的人体内阴液不足，肝血则不足，肝阳相对亢盛，容易出现急躁易怒、口干口苦等表现。"嘘"字功涵养肝气的同时，滋补肝血，濡养肝阴。

动作要领：站立，双手自然下垂，两脚自然分开，与肩同宽。采用腹式呼吸，用鼻子吸气，用嘴巴呼气。吸气时闭上嘴巴，舌舐上腭，呼气时瞪眼、收腹、提肛，同时发出"嘘"音。每天早、晚各做1次，效果很好。锻炼时要控制出汗量，及时补充水分。

3. 游泳

阴虚体质的人皮肤通常容易干燥，游泳不仅可以锻炼身体，还可缓解皮肤干燥的症状，但不宜蒸桑拿。

娱乐养生——书香茶香，静能增寿

阴虚体质的人大多比较外向、躁动，常表现为情绪急躁，容易生气，平时很难静下心来。诸如品茶、看书、听轻音乐和森林旅行等娱乐活动，能够调整情绪，安定心神，有助于蓄积阴气。

品茶香，聊人生

阴虚体质的人因为容易躁动，通常喜欢去KTV、酒吧等喧嚣的地方娱乐，其实不利于健康。邀上几个朋友，找一个环境静谧、优雅的茶馆去喝杯茶，反而更有益于健康。

品茶时，安静的环境可以缓解紧张的情绪，茶水又可以滋阴润燥。再跟几个好朋友畅聊人生，身心自然得到了宁静。

森林旅行更适合阴虚之人

森林里空气清新、湿润，富含负氧离子，最适合阴虚体质的人旅行。阴虚体质的人要避免阳光直射，尽量少去现代化大都市旅行。找一个有山、有水的地方，看看风景，拍拍美景，吃点新鲜瓜果蔬菜，呼吸清洁湿润的空气，对于阴虚体质的人来说是一种最好的娱乐休闲方式。如果能找个旅馆或人家，住上一段时间更好。

漂流放松有益健康

漂流是时下流行的娱乐方式，特别适合阴虚之人夏季玩耍。漂流是一种亲水娱乐，而且一般全程在山间、溪流中进行。阴虚之人在漂流中可尽享清凉的感觉，呼吸清新的空气。如果选择流速不是很快、落差不是很大的漂流，更可以惬意地慢慢欣赏沿途的风景。阴虚之人在选择漂流项目时，还是尽量避免过于刺激的线路，以免过度消耗体力，得不偿失。

饮食养生——清淡滋润，补阴为主

阴虚体质者，宜多吃些清淡滋润类的食物，宜食生津养阴的食品，宜吃新鲜瓜果蔬菜和富含纤维素、维生素的食物，宜吃含丰富优质蛋白的食品。忌吃辛辣刺激性的食品，忌吃温热香燥的食品，忌吃煎炸炒爆的食物，忌吃烧烤之品，忌吃脂肪、糖类含量过高的食物。

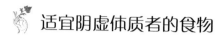 ## 适宜阴虚体质者的食物

1. 鸭肉

鸭肉能滋阴生津。《本草汇》曰："滋阴除蒸。"《随息居饮食谱》曰："滋五脏之阴，清虚劳之热，养胃生津。"民间也认为鸭肉是最理想的清补之物，适宜阴虚体质者食之。

2. 猪肉、猪皮

猪肉有滋阴润燥的作用。《本草备要》曰："猪肉，其味隽永，食之润肠胃，生精液，泽皮肤。"清代医家王孟英说："猪肉补肾液，充胃汁，滋肝阴，润肌肤，止消渴。"所以，阴虚体质者适合吃猪肉。另外，猪皮的滋阴效果更好。

3. 鸡蛋

鸡蛋有益气养血、滋阴润燥的作用。鸡蛋被公认为是最好的蛋白质食品，更适合阴虚之人食用，但注意少吃煎鸡蛋。

4. 牛奶

牛奶具有滋阴、生津、润燥的功效。历代医家对牛奶的滋阴作用颇多赞誉，或称牛奶"润肌止渴""滋润补液"。凡体质属阴虚者，常喝牛奶有利于健康。

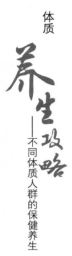

5. 甲鱼

甲鱼有滋阴凉血的作用，为清补上品。甲鱼对阴虚血热或阴虚火旺、虚劳骨蒸者，更为适宜。甲鱼的背壳，又称鳖甲，也有滋阴补血的作用，阴虚之人也可食之。

6. 蛤蜊

蛤蜊能滋阴、化痰、软坚。古代医家认为："蛤蜊功同蚌蚬，滋阴明目。"蛤蜊性滋润而助津液，故能润五脏，止消渴，开胃也。可见，阴虚体质者或阴虚病人，食之颇宜。

7. 蚌肉

蚌肉含有丰富的蛋白质和维生素，有滋阴、清热、明目的功效。阴虚之人常用蚌肉煨汤食用，最为适宜。

8. 乌贼鱼

乌贼鱼俗称"墨鱼"，性平、味咸，既能补血，又善滋阴。适合阴虚体质的人食用，肝肾阴虚者更为适合。

9. 梨

梨有生津、润燥、清热的作用，对于肺阴虚或热病后阴伤者，捣汁饮之立效。

10. 桑椹

桑椹有滋阴补血之功，最能补肝肾之阴。尤其是肝肾阴虚之消渴、目暗、耳鸣者，食之最宜。

11. 枸杞子

枸杞子有滋阴益寿之功，尤其是对肝肾阴虚之腰膝酸软、头晕目眩、视物昏花、耳鸣耳聋，或是肺阴虚之结核盗汗、虚劳咳嗽，糖尿病之阴虚消渴者，食之更佳。

12. 银耳

银耳有滋阴养胃、生津润燥的作用。银耳含有丰富的胶质、多种维生素和氨基酸、银耳多糖、蛋白质等营养物质，为民间最常用的清补食品，尤其是对肺阴虚和胃阴虚者，最为适宜。

13. 西洋参

西洋参能益气养阴，对气阴两虚之人最为适宜。

此外，阴虚体质者还宜食牡蛎肉、酸奶、淡菜、蛙肉、蹄筋、豆浆、菠菜、山药、蘑菇、西米、黑木耳、番茄、甘蔗、酸梅汤、葡萄、百合、水煮花生、橘子、橙子、草莓、柚子、香蕉、西瓜、蜂蜜、蜂王浆、芝麻等。

阴虚体质的人哪些食物要少吃

阴虚体质者忌吃或少吃温热燥性之品，如狗肉、羊肉、麻雀肉、锅巴、炒花生米、炒豆子、炒瓜子、爆米花、荔枝、龙眼肉、杨梅、大蒜、韭菜、芥菜、辣椒、胡椒、花椒、肉桂、茴香、薄荷、红参、肉苁蓉等，最好戒烟酒。

适宜阴虚体质者的养生药膳

1. 虫草花红枣炖甲鱼

【材料】甲鱼1只，虫草花20克，红枣20克，料酒、盐、葱、姜、蒜、鸡汤各适量。

【做法】甲鱼切块，入锅中煮沸，捞出，割开四肢，剥去腿油，洗净。虫草花洗净，红枣用水浸泡。甲鱼放入汤碗中，上放虫草花、红枣，加料酒、盐、葱段、姜片、蒜瓣和清鸡汤，上笼隔水蒸2小时，取出，拣去葱、姜即成。

【功效】滋阴益气，补肾固精。

2. 枸杞子蒸鸡

【材料】枸杞子20克，鸡1只，葱、生姜、清汤、盐、料酒、胡椒粉各适量。

【做法】将鸡洗净，入锅，用沸水汆透，捞出冲洗干净，沥尽水。将枸杞子装入鸡腹内，再将鸡腹朝上，放入盆里，加入葱、姜、盐、清汤、料酒、胡椒粉，将盆盖好，上笼蒸2小时，拣去姜、葱即成。

【功效】滋补肝肾。适用于男女肾阴虚。

3. 芝麻粥

【材料】芝麻50克，大米100克，蜂蜜少许（调味用）。

【做法】将大米与芝麻分别洗净，放入锅内，加清水，用小火熬成粥，调入蜂蜜拌匀即成。

【功效】补肝肾，润五脏，益气力。适用于肝肾阴虚之须发早白、身体虚弱、头晕目眩、贫血、腰膝酸软、四肢麻木等。

起居养生——早睡早起，养精蓄锐

　　阴虚体质的人日常起居要有规律，居住环境要安静，中午最好要有一定的午休时间。注意睡前不要饮茶、喝咖啡、锻炼、玩游戏，应早睡早起，避免熬夜、剧烈运动和在高温酷暑下工作。另外，应节制房事，最好戒烟酒。

养成早睡早起的好习惯

　　"早睡早起身体好"，但对于大多数人，特别是年轻人来说，早起是十分困难的事情。因此，养成早起的习惯十分必要。

　　阴虚体质的人通常睡眠不好，入睡困难或梦多。早睡主要是令阴虚体质的人早些进入安静状态，为入睡做准备。阴虚体质的人刚开始很难入睡，可以听听轻音乐，音量尽量小一些，可帮助睡眠。卧室的灯光要柔和，还可以点燃助眠的香薰或沉香等。逐步养成早睡的习惯，切不可因为入睡难而不睡，或者人为晚睡，这样只会导致更加失眠。

　　早起也要循序渐进，给自己一个缓冲时间。首先，比平时起床的时间提前 10 ~ 20 分钟，坚持一个星期；适应后再早起 10 ~ 20 分钟，直到调整到最佳的起床时间。

　　早起的同时还要注意早睡，前一天晚上睡前可以做好第二天早起的准备。例如，将衣服放好，方便第二天直接穿上，想好起床后要做的事情等。

　　当然，早起并不是立马起床，这样可能会导致血液供应不足而晕倒。

但必须尽快坐起来，这样才能避免继续睡觉的可能。还有些人熟睡的时候或许无意识地关掉了闹钟而继续倒头大睡，这样的人可以把闹钟放远一些，强迫自己起身关闹钟而达到早起的目的。

另外，家人朋友间相互鼓励，结伴早睡、早起，更容易养成早睡早起的好习惯。

 ## 睡好午觉，精力更充沛

睡午觉可以保护心脏，研究表明，每周午睡3次以上，每次至少睡30分钟的人，死于心脏病的风险可降低近40%。另外，睡午觉可以消除抑郁情绪。

睡午觉时要注意以下几点：

（1）时间不要太长。午睡时间最好控制在半小时内，否则醒来会很不舒服。如果遇到这种情况，起来后适当活动一下，或用冷水洗脸，不适感会很快消失。

（2）不能就地而睡。不能随便在走廊下、树荫下、草地上、水泥地面上就地躺下就睡，也不要在穿堂风或风口处午睡。否则轻者醒后身体不适，重者会受凉生病。

（3）不能裸腹午睡。天气再热，午睡时也要在腹部上盖一条毛巾被，以防凉气趁虚而入。

（4）要坚持午睡。午睡习惯要持之以恒，因为午睡不规律也会搅乱生理时钟，影响晚上的睡眠规律。

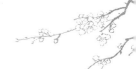

心理养生——戒怒戒躁，镇静安神

平时宜克制情绪，遇事要冷静，正确对待顺境和逆境。可以练习琴棋书画来陶冶情操。平时可以多听一些轻柔、舒缓、抒情的音乐，防止恼怒。

琴棋书画陶冶情操

阴虚体质的人因为阴液亏少，容易内燥，性格上急躁易怒，情绪比较不稳定。一些传统技艺有利于陶冶情操，培养出良好的生活态度。琴棋书画是中国传统的四种技艺，既具有很高的艺术品位，又具有很好的生活情趣。阴虚体质的人可以根据自己的爱好、特长，选择其中一种或多种进行学习和练习。例如：书法和绘画能培养人的耐性，使人安静下来；弹琴能愉悦心情，继而使得气血调畅；下棋也是一种需要智慧和耐心的活动。这些技艺都能使阴虚之人在玩乐的同时调节好自己的心理。

轻音乐舒缓情绪

柔美的轻音乐特别适合脾气急躁的阴虚之人。西方音乐中，班得瑞、恩雅等音乐系列都是不错的选择。其曲调柔和、优美，又夹有大自然的风声、鸟鸣等，使人如身临大自然当中，心情无比放松。中国古典音乐也有很多类型能够起到安定心神的作用，比如质朴的古琴、流水般的琵琶、悠长的二胡、清脆的竹笛等。阴虚之人可以根据自己的喜好，选择多种轻音乐来缓解紧张、激动的情绪，起到戒怒戒躁、镇静安神的作用。

养鱼、养鸟能静心养性

养鱼、养鸟既是一种娱乐，也是一种养生方法。阴虚体质的人容易烦躁，其中老年人更容易有孤独感。养鱼、养鸟可以转移注意力，培养对小动物的爱心。适合家庭喂养的鱼类有热带鱼，如孔雀鱼、红绿灯、斑马等，它们都比较好成活。选择饲养鸟类的话，如考虑鸟鸣声，可选择金丝雀、画眉等；如考虑羽毛颜色，可选择相思鸟、黄鹂等；如考虑性情活泼、最好能歌善舞的话，可选择云雀、百灵等；如考虑聪明伶俐、会学人说话，可选择八哥、鹦鹉、鹩哥等。另外，鸽子也是可以选择的品种，鸽子分观赏鸽、信鸽、食用鸽三类，可根据个人喜好选择。

针灸推拿——自然疗法，滋养阴液

根据阴虚之人的特点，一般针灸疗法多选用肺俞、心俞、肝俞、肾俞、阴陵泉、三阴交、太溪等穴位，还可以利用阳中求阴的方法，针灸气海、关元等穴位。阴虚体质的人还可以选用按摩疗法。

阴虚体质者多按摩太溪、照海穴

1. 太溪穴

太溪穴有滋补肾阴的作用，适用于阴虚体质中偏肾阴虚的人。对于阴虚体质者，太溪穴不宜施灸，灸为热性刺激，容易伤阴，最好是按揉。

取穴时，正坐，平放足底或仰卧的姿势。太溪穴位于足内侧，内踝尖与跟腱之间的凹陷处。每天按揉 2 次，每次 10 ~ 15 分钟。

2. 照海穴

照海穴位于足内侧，内踝尖下方的凹陷处。按摩照海穴适用于阴虚体质偏于肾阴虚者。按摩照海穴的时候，要闭口，不能说话，感到嘴里有津液出现时，一定要咽到肚子里去。一般点揉5 ~ 8 分钟后就会感觉到喉咙里有津液出现。

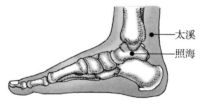

太溪
照海

 ## 改善阴虚体质的刮痧法

首先，要根据阴虚体质者的受力程度，采取轻刮、慢刮的手法，比普通人的刮痧力度要小一些。一般 3 ~ 7 天刮 1 次，每次 20 ~ 30 分钟。具体方法如下，可选择运用。

1. 刮督脉

督脉位于后背正中，从大椎穴（颈后部最突起的地方）到尾椎骨都可以刮。刮督脉可清热降火、滋补肾阴。

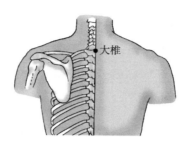

2. 刮任脉

任脉位于人体前面正中线，从关元穴（脐下 3 寸）到膻中穴（两乳头连线的中点处）都可以刮。关元穴是人体的一大补穴，具有培元固本、补益气血之功效。任脉为阴脉之海，刮任脉可理气养血、平衡阴阳。

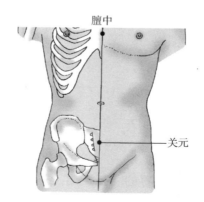

3. 刮胃经

刮拭范围从小腿外侧前缘到足第 2、3 趾端，重点刮拭足三里穴，可健脾，助运化水谷。

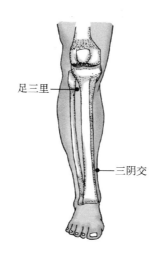

足三里

三阴交

4. 刮脾经

刮拭范围从小腿内侧到足大趾端，重点刮拭血海穴（股四头肌内侧头隆起处）和三阴交穴（内踝尖上 3 寸）。此法可运化脾血，滋补肝脾肾之阴虚。

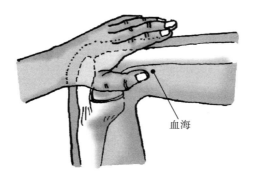

血海

5. 刮肾经

刮拭范围从小腿内侧后缘到足小趾端，重点刮拭涌泉穴。此法可滋补肾之元气，滋阴降火。

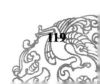

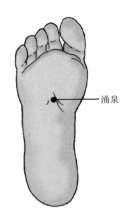

涌泉

以上经络在刮拭时手法要轻，以疏通经络为主，切不可强求出痧。

药物养生——滋阴清热，养血润燥

阴虚体质的人使用中药调养具有明显的疗效。

常用的具有滋阴、清热、生津功效的中药有：鳖甲、龟板、生地黄、天冬、麦冬、铁皮石斛、女贞子、知母、黄柏、灵芝、桑椹、玉竹、沙参等。

适宜阴虚体质者调养的中成药有：左归丸、六味地黄丸、大补阴丸等。阴虚体质兼有虚热者，可选用知柏地黄丸等。

左归丸

组成：熟地黄、菟丝子、牛膝、龟甲胶、鹿角胶、山药、山茱萸、枸杞子等。

用法：口服，水蜜丸1次6克，小蜜丸1次9克，大蜜丸1次1丸，

1日2～3次。

功效：滋肾补阴。

适应证：真阴不足证。表现为头晕目眩，腰酸腿软，遗精滑泄，自汗盗汗，口燥舌干，舌红少苔，脉细。该方常用于老年性痴呆、更年期综合征、老年骨质疏松症、闭经、月经量少等属于肾阴不足、精髓亏虚者。

六味地黄丸

组成：熟地黄、山茱萸、牡丹皮、山药、茯苓、泽泻等。

用法：口服，水蜜丸1次6克，小蜜丸1次9克，大蜜丸1次1丸，1日2～3次。

功效：滋阴补肾。

适应证：肾阴虚证。适用于肾阴亏损之头晕耳鸣，腰膝酸软，骨蒸潮热，盗汗，遗精，舌干，舌红少苔，脉细。

大补阴丸

组成：黄柏、知母、熟地黄、龟板、猪髓等。

用法：口服，水蜜丸1次6克，小蜜丸1次9克，大蜜丸1次1丸，1日2～3次。

功效：滋阴降火。

适应证：用于阴虚火旺之潮热盗汗，咳嗽，耳鸣，遗精。

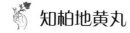 知柏地黄丸

组成：黄柏、知母、熟地黄、山茱萸、牡丹皮、山药、茯苓、泽泻等。

用法：口服，水蜜丸1次6克，小蜜丸1次9克，大蜜丸1次1丸，1日2~3次。

功效：滋阴降火。

适应证：知柏地黄丸是一种常用中成药，是由补阴经典代表方剂六味地黄丸加知母、黄柏而成，加强了滋肾阴、清相火的作用。适用于阴虚火旺之潮热盗汗、口干咽痛、耳鸣遗精、小便短赤等症。

第六章

气虚体质养生攻略

——健脾益气，培补元气

中医认为，人有精、气、神"三宝"，气是构成人体和维持人体生命活动的最基本物质，只要人能保持精足、气充、神全，自然能够祛病延年。养生，主要养的就是人的精、气、神。古代养生家遵循正确的修炼方法，往往能够获得健康和高寿。气虚体质的人，多容易疲乏，弱不禁风，面色无华，声音低弱，喜欢安静，食纳少，易出虚汗，易患感冒、内脏下垂等病，病后康复缓慢。所以，气虚体质的人，更应注重外练筋骨，内调脏腑，以达到补气养生的目的。

运动养生——形神兼备，动能增气

传统的运动养生，经过历代养生家的不断总结和补充，逐渐形成了运动肢体、自我按摩以练形，呼吸吐纳、调整鼻息以练气，宁静思想、排除杂念以练意的保健方法。下面简单介绍一下气虚体质者运动时的注意事项和几个传统运动项目的基本方法。

气虚体质者运动项目的选择

长期坚持正确的运动养生，能有效改善人的体质。气虚体质者身体较为虚弱，宜选择活动量小的运动项目，如散步、慢跑、俯卧撑、健身操等；传统保健项目，如养生气功、太极拳、太极剑、五禽戏等。总之，建议以柔缓运动为主，不适宜做需要较强耐力的运动，如长跑、足球竞

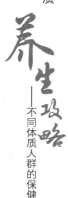

赛运动等。

气虚体质者运动时尤其要注意哪些事项

从中医角度来看，气虚体质者体能偏低，且过劳易于耗气，因此，气虚体质者除了选择合适的运动项目外，运动的时间和强度也有讲究，应当采用低强度、多次数的运动方式，适当增加锻炼次数，循序渐进，持之以恒。最好选择在太阳东升后和日落前，在环境较好的户外进行运动，此时气温适宜，氧气充足，效果较好，应尽量避免在寒冷的空气中运动。运动过程中不能让自己出汗不止，尤其在秋冬季节，更不能大量出汗，感觉全身发热即可停止。

娱乐养生——怡情益气，乐能增寿

品茶会友怡情

茶是老百姓不可缺少的一种常用饮品，绿茶、红茶、黑茶、花茶、药茶品种丰富，每种茶都有各自的特性，不同的口味对我们的身体有不同的影响。茶叶不仅具有提神醒脑、清热解暑、消食化痰、去腻减肥、促进血液循环等功效，品茶本身还是一种优雅的艺术享受。茶可清心，友可交心，品茶会友是非常适合气虚体质者的一种高雅的娱乐方式，能让人气畅神怡，益气增寿。

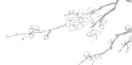

 ## 吟诗作画怡情

　　诗词和书画是人类文明宝库中的珍宝。从养生角度来讲，吟诗作画的医疗价值不可小视。通过吟诵诗歌、欣赏或创作书画作品等活动，可以放松情绪，抛弃俗念，集中注意力，进入诗词和书画的美妙境界，从而获得陶醉，使机体分泌出有益的激素，如乙酰胆碱、多种酶类等，促进血液的流量、神经细胞的兴奋和脏器的代谢活动，有益于全身气血和调，从而促进身心健康。

垂钓养鸟怡情

　　垂钓和养鸟都能算是一种回归自然的休闲娱乐形式，也是一项忘忧养生运动，能帮助参与者培养耐力、毅力和爱心，使人得到精神上的愉悦和享受。在垂钓和养鸟的过程中，不论是大自然的流水声还是鸟笼里的鸟鸣声，都能有效地调整人的血压、脉搏、内分泌系统和植物神经系统功能。外出活动还能增强气虚体质者的心肺功能，使人心旷神怡，达到祛病延年的目的。

127

饮食养生——健脾益胃，平补气血

气虚体质的人适合吃哪些食物

俗话说："药补不如食补。"气虚体质者脾胃功能偏弱，而中医认为脾胃为后天之本，气血生化之源，所以气虚体质的人更应讲究饮食调养，尤其是保护脾胃，促进营养物质的有效吸收。饮食养生要注意荤素搭配，营养全面，有规律的饮食才能达到所期待的效果。气虚体质者宜平补，多选用味甘性平或温性的食物，营养丰富且易消化。补气虚的食物有：粳米、糯米、小米、山药、土豆、扁豆、红枣、龙眼肉、莲子、南瓜、豆腐、牛肉、鸡肉、猪肉、鹅肉、兔肉、青鱼、鲫鱼、鲤鱼、鹌鹑、黄鳝、虾、蘑菇等，可经常交替选用。

气虚体质的人哪些食物要少吃

总体来讲，饮食养生基本无毒副作用，但生、冷、硬、辣的食物比较容易损伤脾胃，所以气虚体质者应尽量避免食用破气耗气、油腻厚味、生冷硬辣的食物。具体到食物的品种，气虚体质者忌食的食品有：山楂、佛手柑、槟榔、大蒜、苤蓝、萝卜缨、芫荽（香菜）、芜菁（大头菜）、胡椒、紫苏、薄荷、荷叶。少食的食品有：荞麦、柚子、柑、金橘、金橘饼、橙子、荸荠、生萝卜、芥菜、薤白、砂仁、菊花、茶叶及烟酒。

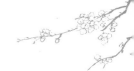

 适宜气虚体质者的养生药膳

1. 黄芪红枣山药蒸全鸡

【材料】母鸡约800克，黄芪30克，红枣10枚，山药20克，调料少许。

【做法】黄芪、红枣放入鸡腹内或蒸盆中，可适当加入黄酒，撒上姜、葱、盐等调料后，隔水蒸2小时，分次佐餐。

【功效】补益气血，健脾养胃，强健筋骨。适用于气虚体质、气血双亏，如头昏、眼花、畏寒、手脚冰冷、容易疲倦或没有力气、月经不调、低血压等。

2. 黑豆莲藕乳鸽汤

【材料】莲藕500克，黑豆100克，陈皮10克，红枣5粒，乳鸽1只，精盐少许。

【做法】先将黑豆放入铁锅中，干炒至豆衣裂开，再洗干净，晾干水；乳鸽宰杀洗净，去毛，去内脏；莲藕、陈皮和红枣分别洗干净，莲藕切件，红枣去核。瓦煲内加入适量清水，先用猛火煲至水沸，然后放入以上材料，改用中火煲3小时，加入少许精盐调味，即可饮用。黑豆煲汤一般要将其煮烂，否则食用时会造成胀肚和消化不良。

【功效】补益气血，补虚强身，益肝肾，养颜容。适于血压低、精神疲乏、脾胃气虚、食欲不振、头晕、目眩者饮用。肠热便秘者少饮，孕妇慎饮。

3. 蜜枣胡椒猪肚汤

【材料】蜜枣5粒，白胡椒15克，猪肚1个。

【做法】将猪肚切去肥油，用少许细盐擦洗一遍，腌片刻，再用清水冲洗干净，放入热水锅内焯过；白胡椒、蜜枣洗净。将白胡椒放入猪肚内，与蜜枣一起放入砂煲内，加适量清水，武火煮沸后，改用文火煲2小时，调味即成。

【功效】温中健脾，散寒养胃。适于脾胃虚寒，症见胃脘冷痛、腹胀呕吐、饮食减少、四肢不温、形寒怕冷者饮用。咽喉或口齿痛、目疾、痔疮、高血压、糖尿病等患者不宜饮用。

起居养生——顺应四时，劳逸结合

顺应四时，规律作息

一年之中，具有春温、夏热、秋凉、冬寒的特点，夏天白昼长，冬天黑夜长，日照时间的长短与自然界阳气的盛衰密切相关，自古就有"春夏养阳，秋冬养阴"的养生规律。顺应四时养生，从作息规律来讲，春夏宜晚睡早起而养阳，秋季应早卧早起，冬季宜早卧晚起而养阴，不同的人可以根据自己的具体情况适当调整作息时间。长期作息失度，起居无常，会加重气虚状态，使人精神萎靡，目光无神，面色萎黄，食欲不振，失眠多梦等。

顺应四时，调整生活习惯

　　气虚体质者御寒能力差，在生活起居上尤其应根据季节和气候的变化适当调整。春季气候变化较大，乍暖还寒，人体的皮肤随着气温的升高变得较为疏松，对寒邪的抵抗能力有所减弱，所以春天宜"捂"，特别是气虚体质者，减脱冬装尤应谨慎，不可骤减。夏日炎热，皮肤毛孔张开，风寒湿邪容易侵入，睡觉时不宜用扇类送风，更不宜贪凉露宿，不要长时间待在空调房，室内外温差不宜过大，也要避免在烈日下长时间活动，防止患夏季感冒。秋季由热转凉，初秋时节不宜一下子着衣太多，否则易削弱机体对气候转冷的适应能力；深秋时节，寒气加重，应及时增加衣服。冬季不要随意扰动阳气，不适宜每天长时间泡澡或蒸桑拿等，日出而作，节制房事，养肾保精，固护元气。

居室环境有讲究

　　在家居环境方面，尽量避免居住在低洼潮湿的地方，宜选择向阳避阴、通风良好、干燥凉爽的居住环境。卧室应选择在向阳的房间，保持居室经常通风换气。庭院、室内可养些花草，既可以保持室内空气新鲜，也可以调节空气湿度，使人保持头脑清醒，身体舒适。

劳逸结合有讲究

　　合理的运动方式和运动时间有利于补肺气、健脾气和养肾气，对于

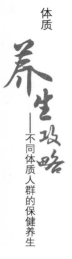

少气懒动的气虚体质者而言，倡导尽量让自己的身心动起来，多动脑、多活动。但是，气虚者体力较弱，神形容易疲劳，更需要劳逸结合，比如，保持充足而有规律的睡眠，不要熬夜，不要过于劳累；避免太冷或太热的时候开展户外运动，在暑湿较重的盛夏、天气寒冷的冬季、气温较冷的早晚和烈日当空的正午，都要减少户外活动的时间，甚至不进行户外活动。

心理养生——静养心神，调适有度

气虚体质的人往往性格内向，安静不爱动，胆小，保守，情绪不稳定，容易悲伤消极，懒于言语，形神易疲乏等。因此，气虚体质者应注重养心神，学会调节情绪。人在心情愉悦的时候，体内一些有益激素和酶的分泌会增加，使血液运行，令神经系统调节到最佳状态，有利于身心健康。

省思少虑，保持轻松愉快的心情

孟子曾说过："养心莫过于寡欲。"自古养生家们就倡导养神应少私寡欲，只有私欲少、没有贪欲的人，才能淡泊名利、豁达处世，这样有助于心神的清静内守，以保持良好的心理状态。一切思虑，一旦过度，多会产生过度的喜、怒、悲、忧等情绪忆念，这些念头思虑耗费精神，损伤元气，从而加重气虚。静养心神，并不一味讲究静，既要保持思维活跃的状态，又不能思虑过度，应动静结合。

适度疏泄，避免大喜大悲

喜、怒、忧、思、悲、恐、惊是人的七种正常的情志活动，我们叫做"七情"，一般不会使人产生疾病。但是，过于强烈、突然或持久不解的七情反应，超越了人的心理适应和调节能力，很容易导致或诱发疾病。中医认为，过喜伤心、过怒伤肝、过悲伤肺、忧思伤脾、惊恐伤肾。气虚体质者的生理功能偏弱，容易因情志过度而生病，所以更应该学会适度疏泄不良的情绪。悲伤时想想"塞翁失马，焉知非福"；生气时想想"吃亏是福""笑一笑十年少"；郁闷时不要憋着，可以想办法适当发泄。总之，不能长时间沉浸在不良的情绪中，不要大喜大悲，要设法从中解脱，如畅谈、唱歌、看书、旅游、赏菊、登高、健身或参加一些力所能及的公益活动，既有益于身体健康，又能怡情养性。

针灸推拿——疏通经络，理气活血

从古至今，针灸推拿不仅是治疗疾病的一种重要手段，还是中医特色鲜明的绿色养生法之一。这种方法是在中医理论的指导下，采用针刺、艾灸和推拿等手法，通过作用于机体的经络腧穴系统，激发经气，调整脏腑功能，从而达到防治疾病、养生保健的目的。属于亚健康状态的气虚体质者，运用针灸推拿这一绿色疗法，能够很好地调动机体自身的潜能，提高免疫力和抵抗力，从而增强体质，有效改善气虚状态。针刺对施针者的要求较高，初学者对补泻手法和针刺穴位难以把握，加之气虚体质者容易出现晕针、不耐刺激等现象，所以，在此仅介绍一些方便气虚者操作的灸法和推拿方法。

 艾灸

灸，上面一个"久"字，下面一个"火"字。由此可见，灸法是一种用火治病的方法，效果持久，但必须持之以恒。目前，灸法主要用艾绒制成的艾炷或艾条在穴位上熏灼，具有温经通络、行气活血、祛风散寒、补中益气、活血化瘀的作用，能促进机体新陈代谢，提高机体免疫力，对于虚性、寒性的疾病以及养生保健最为适用。

1. 艾条灸

点燃艾条一端，在距穴位 2～3 厘米处熏烤，艾条可一上一下或位置固定，以自身感觉温热但无灼痛、局部温热潮红为度。每次 10～15 分钟。

2. 艾炷灸

一般用艾炷隔姜灸或隔盐灸，能健脾益气、温肾培元、延年益寿。选好穴位后，在穴位上放好生姜片或铺上一层盐，将圆锥形艾炷放在生姜片或盐堆上点燃，每次每个穴位灸 5～7 壮。气虚者修复能力较弱、结痂慢，尽量避免瘢痕灸，即不要让局部产生水泡或化脓。

3. 常用穴位

大椎、足三里、中脘、气海、神阙、关元、内关、涌泉、命门、肺俞、脾俞、肾俞。

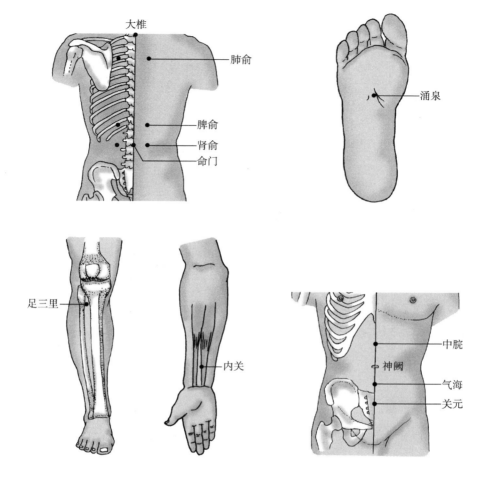

大椎

肺俞

脾俞

肾俞

命门

涌泉

足三里

内关

中脘

神阙

气海

关元

推拿

　　推拿，也叫按摩，是运用手或手指的力量和技巧，刺激人体的特定部位或穴位，以达到恢复、改善机体状态的一种方法。气虚体质者可通过自我保健按摩，达到舒筋活络、畅达气血、预防疾病、强身健体的效果。

1. 摩耳

先将双手手掌摩擦生热，搓热后手掌盖住耳郭，前后上下对双耳轻柔按摩，令其发热，注意力度不要太强，连续做 50 ~ 100 次。此法有利于增强听力，清心养肾，促进脏腑功能。

2. 摩腹

用手掌面按在腹部，在肚脐周围按照顺时针方向按摩 50 ~ 100 次。此法有利于饮食消化和吸收，畅通肠胃，理气健脾。

3. 捶肩背

全身放松，两腿稍稍分开，双臂自然下垂，手掌半握拳，捶打时先转腰，两拳随腰部转动前后叩击肩背部，连续做 20 ~ 50 次。此法有利于增强心肺功能，促进气血运行，益肾强腰。女性在月经期慎用此法。

4. 摩涌泉

用左手拇指指腹按摩右足涌泉穴，右手拇指指腹按摩左足涌泉穴，力量由轻渐渐加重，连续做 20 ~ 50 次，以足心感觉发热为度。此法有利于调养肝肾，健脾养心。

药物养生——平衡阴阳，补养肺脾肾

气虚体质者总体表现是气不足，而人一身之气的生成来源包括先天之气和后天之气，先天之气为肾精所化，后天之气为肺吸入自然界的清气和脾运化吸收的水谷精气。因此，气虚体质者药物养生的基本原则是平衡全身阴阳，补养肺、脾、肾三脏。

大凡补虚药物，在《神农本草经》中多列为上品，毒副作用少，运用得当则能够强身健体、延年益寿。中药中的补气药，性味多甘温或甘平，能补益脏腑之气，增强人的体质，以提高抗病能力，包括人参、西洋参、党参、太子参、黄芪、白术、山药、白扁豆、甘草、大枣、饴糖、蜂蜜等。应用补气药的过程中，应注意根据人体不同的气虚证，选择最适宜的补气药。一般来讲，气虚兼有阴虚者，应兼用补气药和补阴药；气虚兼有阳虚者，宜同用补气药和补阳药。补气药性多壅滞，运用时需适当加一些理气药，如陈皮、木香等。

四君子汤

组成：人参9克，白术9克，茯苓9克，炙甘草6克。

用法：上为细末，每服15克，水1盏，煎至7分，通口服，不拘时候；或入盐少许，水煎服。

功效：益气健脾补虚。

适应证：脾胃气虚证。表现为面色苍白，语声低微，气短乏力，食少便溏，舌淡苔白，脉虚弱。慢性胃炎、胃及十二指肠溃疡等属脾气虚者均可加减用之。

参苓白术散

组成：人参15克，茯苓15克，白术15克，山药15克，白扁豆（炒）12克，莲子肉9克，薏苡仁9克，砂仁6克，桔梗6克，甘草（炒）9克。

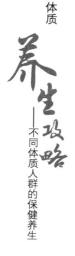

用法：上为细末，每服 6 克，大枣汤调下。小儿量酌减。

功效：益气健脾，渗湿止泻。

适应证：脾虚夹湿证。表现为脾气虚弱，湿邪内生，症见脘腹胀满，不思饮食，大便溏泻，四肢乏力，形体消瘦，面色萎黄，舌苔白腻，脉象细缓。亦治小儿脾疳，面色萎黄，形容憔悴，毛发枯槁，精神萎靡，不思饮食，睡卧不宁。亦可治肺损虚劳诸证。常用于消化不良、慢性胃肠炎、贫血、慢性支气管炎、慢性肾炎、附件炎等属脾虚夹湿者。

补中益气汤

组成：黄芪 18 克，人参 6 克，炙甘草 9 克，白术 9 克，当归 3 克，陈皮 6 克，升麻 6 克，柴胡 6 克。

用法：用水 2 盏，煎至 1 盏，去滓，稍热服。

功效：补中益气，升阳举陷。

适应证：脾胃气虚者，症见饮食减少，体倦乏力，懒言，面色无华，大便稀溏，脉大而虚软；气虚下陷者，症见脱肛，子宫脱垂，久泻，久痢，崩漏，气短乏力，舌淡，脉虚；气虚发热者，症见身热，自汗，喜热饮，气短乏力，舌淡，脉虚大无力。现常加减治疗体弱所致的眩晕、头痛、耳鸣、耳聋、视力模糊，适用于慢性气管炎、子宫脱垂、脱肛、习惯性流产、崩漏、功能性低热等见有上述证候者。阴虚发热及内热炽盛者忌用。

玉屏风散

组成：黄芪（蜜炙）12 克，白术 12 克，防风 6 克。

用法：上药研末，每日 2 次，每次 6～9 克，大枣煎汤送服；亦可作汤剂，水煎服，代茶饮。

功效：益气固表止汗，扶正祛邪。

适应证：玉屏风散被称为中药免疫调节剂，是治疗表虚自汗的常用方剂，对于过敏性鼻炎、上呼吸道感染、因表虚不固而外感风邪者，以及肾小球肾炎易于伤风感冒而诱致病情反复者，均可加减用之。阴虚盗汗者则不宜使用。

第七章

痰湿体质养生攻略

——化痰除湿，多动少懒

水是生命之源，大约占人体总重量的 70%，但体内的水太多了也会成灾。正常情况下，食物和水进入人体后，经过脾胃的运化，变成津液等精微物质运化到全身。如果食物和水不能被正常地运化吸收，就成为了中医常说的水湿。中医认为，湿聚为水，积水成饮，饮凝成痰，水湿积聚过多就会变成痰饮，影响人的脏腑功能，甚至导致疾病。体内痰湿凝聚，表现为以黏滞重浊为主的体质状态，常见表现有：体形肥胖或素肥今瘦，或容易发胖，腹部肥满松软，面色淡黄而暗，面部皮肤油脂较多，喜食肥甘甜黏之品，汗多，痰多，恶心，呕吐黏液，胸闷，身体沉重，大便黏腻，女性白带过多，对梅雨季节及湿重环境的适应能力差。痰湿体质的人除容易肥胖外，还容易出现并发症，如关节疼痛、肌肤麻木、咳嗽、哮喘、痰多、头晕、肠胃不适、呕吐等，容易患慢性支气管炎、支气管哮喘、肺气肿、中风、高脂血症、冠心病、慢性胃炎、慢性肠炎、糖尿病等疾病。此类体质的人，因多吃少动，脾的运化功能失调，水湿在体内停聚，导致营养物质"堆积"，所以改善痰湿体质，重在化痰除湿，多动少懒。

运动养生——活动筋骨，动形祛湿

适合痰湿体质者的运动及注意事项

痰湿体质者多形体肥胖，身重易倦，运动能使气血畅通，有助于痰湿的消散。最好能长期坚持体育锻炼,如跑步、爬山、游泳、球类运动、舞蹈、健美操、武术、瑜伽、易筋经、八段锦、五禽戏等。总之,痰湿体质者比较适合做大强度、大运动量的全身运动,强度以出汗为宜,可以通过排汗而达到行气利湿的目的,活动量根据自身的耐受情况逐渐增强。运动时还要特别注意:夏天气温高、湿度大,最好选择凉爽的环境锻炼;冬天运动以舒适微汗为度,注意运动前后的保暖,不要着凉。通过坚持不懈的形体锻炼,不仅能让松软的皮肉逐渐变得健壮结实,而且能祛除体内的痰湿,从而使体质得到调整。

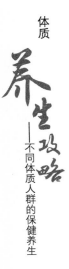 痰湿体质者的最佳运动方式——有氧运动

有氧运动是指人体在氧气供应充分的情况下进行的体育锻炼,是增强人体吸入与使用氧气的耐久运动。也就是说,当你运动的时间足够长时,氧气已经融入到细胞中,身体内的葡萄糖得到了充分的"燃烧",从而转化为新的能量,这样的运动就是有氧运动。低强度、长时间、有节奏的运动基本上都是有氧运动,比如散步、快走、慢跑、长距离慢速游泳、骑自行车、爬楼梯、登山等。有氧运动能够有效地锻炼和提高心肺功能,同举重、赛跑、跳高、跳远、投掷等具有爆发性的非有氧运动相比较,有氧运动是一种恒常运动。下面介绍几种常见的有氧运动。

1. 快步走

快步走是很好的健身法。坚持每天运动 30 分钟,在锻炼时将意念集中在脚掌上,仔细体会脚掌和地面接触的感觉,这样就可以将气血引到足底,脚底一热,全身温暖,四肢经脉畅通,有利于去除体内的痰湿邪气。

平时不经常锻炼的中年人不宜突然参加大运动量的跑步、爬山、球

类等运动。因为中年人在事业生活上忙碌，经常无暇顾及身体健康，因此容易患各种疾病，而且不易早期发现和治疗。因为平时很少锻炼，突然参加大运动量的锻炼，很容易诱发心肺疾病。

2. 自行车

自行车这项减肥最快的有氧运动是日常生活中进行最多的运动之一，人们经常会骑自行车外出，自行车是常用的交通工具，也是减肥瘦身的好帮手。骑自行车可以锻炼腿部关节和大腿肌肉，可让松弛的腿部赘肉变紧实，从而练就出漂亮的腿部线条。同时，骑自行车对于膝关节和踝关节也有一定的保健作用。

3. 瑜伽

（1）练习瑜伽的注意事项

练习瑜伽时穿着尽可能简单，可以穿短裤、宽筒裤或是中国传统的练功裤，上身要宽松。练习时间以清晨早饭之前最佳，保证在空腹或完全消化以后进行练习。可以结合中医的"天人相应"理论，早晨在太阳出来以前练习，中午在太阳到头顶时练习，晚上在日落以后练习。练习瑜伽时，身体保持正常状态，选择安静、清洁、空气新鲜的户外来进行锻炼。瑜伽练习时保持安静，避免交谈和心理活动，可以播放轻松简单的乐曲，使身心能够专心集中。

（2）练习瑜伽的方法

第一，慢慢做动作。最正确的也是最重要的是慢慢伸展肌肉，以防止动作过猛而造成肌肉拉伤或骨折等意外事故。必须遵守"在安全的范围内伸展"的原则。

第二，配合呼吸做动作。做动作时配合呼吸，没有特殊要求不要闭气。所有动作都要在配合缓慢呼吸的情况下完成。

第三，意识集中于主要部位。练习时将全部的注意力集中在主要锻

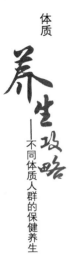

炼的部位，仔细体会身体的感受。精神集中时，大量血液会流向所锻炼的部位，起到促进气血流通、清除体内多余水湿的效果。

第四，完成姿势时保持静止。练习中姿势完成后的静止状态，有利于练习者体会"动中静"的安详感觉。

娱乐养生——豁达乐观，行气化痰

练习书法

大家熟知的大书法家颜真卿寿至76岁，柳公权87岁，欧阳询84岁，不仅如此，很多书法家都是长寿老人。这种现象提示我们一个深刻的道理：书法既是中国特有的一门传统艺术，也是一种养生之道。养生讲究形神共养，而书法正好体现了形神共养的统一性。练习书法时，执笔强调指实、掌虚、腕平，书写中悬腕、悬肘，左撇右捺、上折下弯、前落后顾的运笔动作，不但调节了手臂的肌肉和筋骨，而且使指、臂、肩、背、腰、腿部也得到运动，这种舒缓、适度的运动贯穿了"摇筋骨、动肢节"的导引内涵。书法还可以调整心态，狂喜时，习书能凝神静气，精神集中；愤怒时，能平心静气，抑制肝火；悲伤思虑时，能转移心绪，疏泄情感；心慌惊恐时，能镇惊安神，宁心定志。欣赏书法作品也是一种享受，无论是典雅古朴的篆书、圆润端庄的隶书，还是清爽严谨的楷书、潇洒自如的行书，抑或狂野飘逸的草书，本身都是自然美的流露。可见，练习书法不但使身体得到锻炼，将力量送到笔端，倾注纸上，心灵也能得到净化。中医认为，气行则水行，练习书法畅达一身之气，使体内水湿痰饮的代谢增强，达到疏通痰湿滞留状态的目的，正是适合痰湿体质者长期坚持的一种怡心养性、祛病强身的好功法。

🌿 栽花养草

据科学研究报道，爱种花草的人很少得癌症，每日到园林或绿色地带活动，可使人的耐力增加 15%，使消除疲劳的时间缩短 80%，原因可能是花草树木生长的地方空气清新，负氧离子较多，有利于人的大脑和肌肉获得更充足的氧气，精神得到松弛，提高机体免疫力。花草不仅在于其形色美化环境，使人心情舒畅，其香沁人心脾，令人心驰神往，而且栽花养草的过程还能促使人不断学习有关知识，更可以活动筋骨，丰富生活情趣，也具有形神共养之功。有些花草不仅形象赏心悦目，其散发的芳香油还能治病疗疾，如苏合花香对高血压、冠心病很有疗效，百合、南瓜花的香味可治疗糖尿病，天竺花的香味可镇静安神、健脑、促进睡眠，豆蔻花的香味能治胃病。这些都是痰湿体质者容易发生的疾病，可见，培养种植花草的爱好，既活动了筋骨，又调畅了情志，从长远看还能改善体质，何乐而不为呢？

🎵 音乐养生

"音乐，是生活中的一股清泉，是陶冶性情的熔炉。"音乐养生包括唱歌、欣赏和演奏乐曲，能抒发人的情感，开阔胸襟，消除忧愁，使人乐观豁达，是一种快乐的人生享受。欣赏音乐可以调节人的情绪，而弹奏或唱歌则不仅可以表达情感、怡养心神，还可直接抒发内心情怀，宣泄情绪，引起人的共鸣。中医认为，古代五声音阶中的角、徵、宫、商、

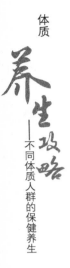

羽五音，分别对应人的肝、心、脾、肺、肾五脏。角音养肝，调畅平和，善消忧郁，助人入眠；徵音养心，抑扬咏越，通调血脉，抖擞精神；宫音养脾，悠扬和谐，助脾健运，增强食欲；商音养肺，铿锵肃劲，善制躁怒，使人安宁；羽音养肾，柔和透彻，发人遐思，启迪心灵。所以，听轻松悠扬的乐曲，有利于增进食欲，促进食物的消化和吸收；听缓慢平和的乐曲，有利于安神入睡；听欢乐明快的乐曲，有利于激发斗志、解除疲劳……唱歌以及吹、拉、弹、拨各种不同的乐器，可以增强肺活量，心手并用，既舒发情感，也活动形体，从而有利于改善体质、养生防病。

饮食养生——调理脾胃，燥湿祛痰

痰湿体质者的饮食宜忌

痰湿体质者多数进食速度快，喜食肥甘厚味的食物。食疗上首先要忌肥甘油腻之品，忌暴饮暴食，不要吃夜宵，有意识地控制吃饭速度。因嗜酒生痰，所以最好戒酒。在饮食方面，不宜多吃甜腻酸涩的食品，如石榴、李子、柚子、枇杷、砂糖、甲鱼等。饮食以清淡为主，限制食盐的摄入，且每餐不宜过饱，一定要吃早餐。可多食用具有宣肺健脾益肾、利水祛湿化痰作用的食物：谷薯类，如大米、小米、红薯、燕麦、玉米、薏米仁等；蔬菜瓜果类，如包菜、冬瓜、黄瓜、洋葱、韭菜、香椿、大蒜、生姜、芦笋、黑木耳、紫菜、海带、荸荠、栗子、杏仁、板栗、腰果、苹果、草莓等；豆类，如豆腐、豆芽、扁豆、赤小豆、蚕豆等；鱼虾肉蛋类，如鲫鱼、鲢鱼、带鱼、泥鳅、黄鳝、河虾、鸡蛋、鸡肉、鸭肉、牛肉等；奶类，如牛奶、酸奶、奶酪；油脂类，如橄榄油、玉米油、色拉油等。

适宜痰湿体质者的养生药膳

1. 珍珠薏米丸

【材料】瘦猪肉 200 克，薏米 150 克，生姜 30 克，精盐、味精、蛋清、淀粉、白糖、植物油各适量。

【做法】将猪肉洗净，剁成肉馅，做成直径 2 厘米大小的肉丸备用；生姜切成细末备用。将薏米洗净，备用的肉丸裹上生薏米、生姜末，放在蒸锅内蒸 10 ~ 15 分钟，然后取出肉丸，放调味品勾芡即可食用。

【功效】健脾化湿和胃，降脂轻身。

2. 薏仁枇杷粥

【材料】薏苡仁 500 克，鲜枇杷果（去皮）50 克，鲜枇杷叶 10 克。

【做法】将枇杷果洗净，去核，切成小块；枇杷叶洗净，切成碎片。先将枇杷叶放入锅中，加适量清水，煮沸 15 分钟后，捞去叶渣，加入薏苡仁煮粥，待薏苡仁烂熟时，加入枇杷果块，拌匀煮熟即可食用。

【功效】健脾祛湿，化痰止咳。此外，还可治疗肺热所致的粉刺。

3. 山药冬瓜排骨汤

【材料】排骨 500 克，冬瓜 300 克，山药 50 克，生姜 2 片，大料 1 个，盐、胡椒粉、味精各适量。

【做法】排骨切块，洗净后沥干水；冬瓜、山药切块。将排骨放在开

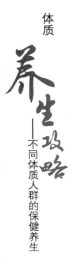

水锅中烫 5 分钟，捞出后用清水洗净。将排骨、生姜、大料和适量清水
上旺火烧沸，改用小火炖约 60 分钟，放入冬瓜炖 20 分钟，捞出姜片、
大料，再加盐、胡椒粉、味精调味即可。

【功效】利水渗湿，健脾益气。

起居养生——顺应气候，抵制湿邪

亲近阳光，远离潮湿的环境

痰湿体质者体内湿气较重，建议经常晒太阳或进行日光浴，保持居
室通风干燥，不宜长期居住在阴冷潮湿的环境里。建议多在阳光充足的
天气进行室外活动，在阴雨季节注意避免湿邪的侵袭。例如，夏季潮湿
闷热，不要过于贪凉饮冷，不要长期待在空调房或对着电风扇吹风入睡；
冬季气候湿冷，应减少户外活动，避免受寒淋雨。

调整生活，改变不良习惯

痰湿体质者在养生方面应多注意调整自己的生活习惯，加强运动。
不要过于安逸，贪念床榻，嗜睡者可逐渐减少睡眠时间，不要熬夜，保
证 23 点至次日凌晨 4 点的睡眠时间和质量，坚持开展户外活动。衣着
尽量保持宽松，面料以棉、麻、丝等透气散湿的天然材料为主，这样有
利于汗液蒸发，去除体内湿气。被褥经常换洗，定期放到太阳下晒一晒。

洗澡建议选择热水澡，以全身皮肤微微发红为宜；运动出汗时不要立即洗澡，尤其不能洗冷水浴，此时皮肤散热、汗孔张开，湿邪最易侵入体内。痰湿体质的人冬季进补要适当，以防体内脂肪过多堆积，加重痰湿表现；平时还建议定期检查血糖、血脂、血压等情况。

心理养生——调畅情志，知足常乐

善于化解不良情绪

中医认为，情志和调，有利于气血调畅，脏腑功能协调，体质强壮。持久或强烈的情志刺激超过人的生理调节能力，可引起脏腑气血不足，给体质造成不良影响，如人思考问题过度，情绪压抑，也会造成消化不良、失眠等疾病。在日常生活中，很难事事如意，痰湿体质者一般体型偏胖，体内痰湿停聚而影响气血运行，更要善调情绪，应该注意学会修身养性，舒畅情志，保持一个稳定的思想情绪和心理状态。心情不好时，不妨"走出小天地，融入大自然"，花上飞蝶，枝头歌鸟，水中游鱼，都使人有一种脱俗入雅的感觉；与两三好友结伴畅谈、品茶、健身、休闲等方式，都能让人感受到友情的温暖和生活的乐趣，有利于豁达胸襟，走出不良情绪带来的困扰。

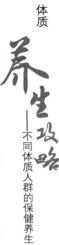
积极进取，知足常乐

老子曰："乐莫大于无忧，富莫大于知足。"无忧和知足是内心世界的自我体验，是情感世界自我调节的结果。多想想和珍惜自己已经得到的东西，你就会感到满足和快乐，幸福感油然而生。如果总是想着别人拥有而自己得不到的东西，自然会感到失望和不幸，心情就会沮丧。只要能积极乐观地面对生活，不断进取，知足常乐，就会有一个好心情，人生道路上就会充满阳光和欢乐，自然也会远离疾病，健康长寿。

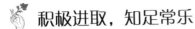

针灸推拿——穴位刺激，化痰祛湿

中医认为，经络是构成人体的重要组成部分，它以十二正经为主体，通过经脉和络脉的沟通、调节作用，将人体脏腑、肢节、筋肉、皮肤有机地联系起来，并与自然环境保持密切的联系，以维持机体的正常生命活动。针灸推拿体现了中医学疏通经络、调和气血、协调脏腑、平衡阴阳的特色和优势。痰湿体质者可通过拔罐、刮痧、艾灸、推拿等方法，在相应的经穴上进行适当刺激，以疏通经络，气行则水行，有利于化痰祛湿。

拔罐

拔罐法以罐为工具，利用燃火、抽气等方法排出罐内空气，造成负压，使之吸附于腧穴，使局部皮肤充血、瘀血，并通过负压、温热等作用，达到行气祛湿、散寒止痛、活血化瘀、吸脓拔毒等保健效果。拔罐工具非常简单，如竹罐、陶罐、玻璃罐、杯子、药瓶，只要其口光滑，边缘平整即可。操作时可用镊子捏住一团酒精棉，点燃后迅速放入罐内，使罐内形成负压，将酒精棉迅速移出罐外，同时将罐立即叩在应拔的部位上，即可吸住。用于保健拔罐的方法很多，如循经走罐，能改善经络功能，有利于整条经络功能的调整；药罐法，在罐内负压和温热作用下，局部毛孔开放，毛细血管扩张，药物可更多地被直接吸收，根据用药不同，发挥的药效各异；水罐法，以温经散寒为主；针罐结合，因选用的针法不同，可产生多种效应。

刮痧

刮痧法是选用边缘光滑的瓷器片、古钱币、玻璃短棍或用手指等在体表皮肤由上至下、从左至右或从中心向外侧刮动的一种防病保健养生方法。刮拭区域以经络为基础，结合腧穴的治疗特点进行选择。常用的刮痧部位主要是背腰、胸腹、肘窝、腘窝等。中医认为，刮痧疗法能刺激皮下神经末梢，调整神经系统的功能，可使血液、淋巴液的循环加快，进而促进毛细血管的渗出液自行吸收，增强机体对疾病的抵抗能力，达到养生保健的目的。

适合痰湿体质者选择的穴位

无论拔罐、刮痧、艾灸还是推拿，选择正确的穴位能提高治疗效果。下面介绍几个痰湿体质者进行以上操作时选择的穴位。

1. 大椎

取穴时正坐低头，大椎穴位于颈部下端，第 7 颈椎棘突下凹陷处。我们低头的时候，在颈项后面摸到一个最为隆起的骨头，这就是第 7 颈椎棘突。若突起不太明显，可活动颈部，不动的骨节为第 1 胸椎，约与肩平齐，第 1 胸椎上面紧接第 7 颈椎。大椎之名，意指手足三阳经的阳

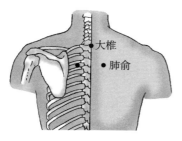

热之气由此汇入本穴，并与督脉的阳气上行头颈，穴内的阳气充足满盛如椎般坚实，故名大椎，又名"百劳"，意指其穴能补虚治劳。主治外感病症、骨蒸潮热、癫狂病等神志病、项强、脊痛、风疹、痤疮等。

2. 肺俞

在后背部，当第 3 胸椎棘突下，左右旁开 1.5 寸。可以选好大椎穴后，再向下数 3 个比较隆起的骨性突起，就是第 3 胸椎，1.5 寸大约为二横指。肺，指肺脏；俞，输也。肺俞之名，意指肺脏的湿热水汽由此外输膀胱经。主治咳嗽、气喘、咳血、鼻塞、骨蒸潮热、盗汗、皮肤瘙痒、瘾疹等。

3. 天突

天突穴为任脉、阴维脉的交会穴，仰靠坐位取穴，位于颈部，当前正中线上胸骨上窝中央。天突穴，意指任脉气血在此吸热后突行上天。主治咳嗽、哮喘、胸中气逆、咯唾脓血、咽喉肿痛、舌下急、暴喑、瘿气、噎膈、梅核气等。

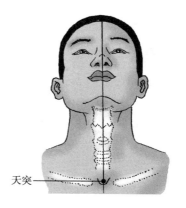

天突——

4. 阴陵泉

采用正坐或仰卧的取穴姿势，该穴位于人体的小腿内侧，膝下胫骨内侧凹陷中，与阳陵泉相对。主治腹胀、泄泻、水肿、黄疸、膝痛、尿路感染、小便不利或失禁、肾炎、遗精、阳痿、阴道炎、月经不调。

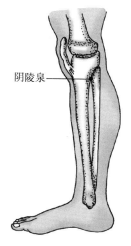

阴陵泉

5. 曲池

屈肘呈直角，在肘横纹外侧端与肱骨外上髁连线的中点处；完全屈肘时，当肘横纹外侧端处。曲，隐秘也，不太察觉之意；池，水的围合之处、汇合之所。曲池之名，意指本穴的气血物质为地部之上的湿浊之气。此穴为手阳明大肠经的合穴，主治肩肘关节疼痛、上肢瘫痪、高血压、荨麻疹、流行性感冒、扁桃体炎、甲状腺肿大、急性胃肠炎等。

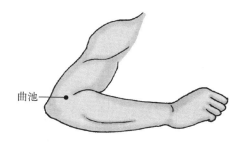

曲池

6. 合谷

在大拇指和食指的虎口间，拇指、食指像两座山，虎口似一山谷，合谷穴在其中，故名。取穴时，一手的拇指第一个关节横纹正对另一手的虎口边，拇指屈曲按下，指尖所指处即是该穴。"合"，意指合拢；"谷"，是山谷的意思。合谷之名，意指大肠经气血汇聚于此，并形成强盛的水湿气场。此穴为手阳明大肠经的原穴，主治头痛、目赤肿痛、鼻出血、牙痛、牙关紧闭、口眼㖞斜、耳聋、疟

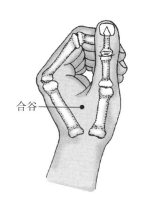

合谷

腮、咽喉肿痛、热病无汗、多汗、腹痛、便秘、经闭、滞产等。孕妇一般不要按摩合谷穴。

7. 足三里

足三里穴在外膝眼下 3 寸，距胫骨前嵴一横指，当胫骨前肌上。足三里穴是足阳明胃经的穴位，具有调理脾胃、补中益气、通经活络、疏风化湿、扶正祛邪之功能，能改善机体的免疫功能，有防病保健的作用，是一个强身健体的要穴。主治胃痛、呕吐、腹胀、肠鸣、消化不良、下肢痿痹、泄泻、便秘、痢疾、疳积、癫狂、中风、脚气、水肿、下肢不遂、心悸、气短、虚劳羸瘦等。

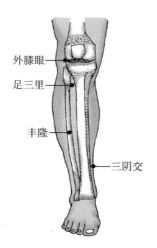

外膝眼
足三里
丰隆
三阴交

8. 三阴交

在小腿内侧，当足内踝尖上 3 寸，胫骨内侧缘后方，正坐屈膝呈直角取穴。此穴为足太阴脾经、足少阴肾经、足厥阴肝经的交会之处，除可健脾益气外，还可调肝肾、补精血，亦有安神之效。主治腹痛、肠鸣、腹胀、泄泻、便溏、月经不调、痛经、经闭、崩漏、带下、不孕、难产、更年期综合征、阴挺、遗精、阳痿、遗尿、疝气、足痿、瘾疹、失眠、神经衰弱、荨麻疹、神经性皮炎等。

9. 丰隆

小腿前外侧，外踝尖上 8 寸，胫骨前缘外二横指（中指）处。内与条口相平，当外膝眼（犊鼻）与外踝尖连线的中点处。丰隆穴是足阳明胃经的络穴，能和胃气，化痰湿，清神志。主治气逆、喉痹猝喑、狂癫、胸腹痛、呕吐、便秘、脚气、头痛、眩晕、烦心、面浮肿、四肢肿、身重、经闭、崩漏、妇人心痛、诸痰为病、头风喘嗽、大小便涩难等。

10. 脾俞

俯卧位，在背部第 11 胸椎棘突下，脊中旁开 1.5 寸处取穴。脾俞之名，意指脾脏的湿热之气由此外输膀胱经。此穴为足太阳膀胱经经穴，主治腹胀、黄疸、呕吐、泄泻、痢疾、消化不良、肠炎、便血、水肿、背痛、贫血、月经不调、糖尿病、小儿夜盲、荨麻疹等。

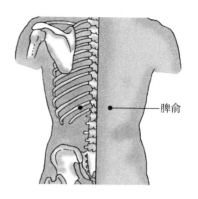

脾俞

药物养生——气行痰化，通畅脏腑

从中医的角度来讲，"脾为生痰之源，肺为贮痰之器"，痰湿的生成与肺、脾、肾三脏关系最为密切，故改善痰湿体质的重点在于调补肺、脾、肾三脏。如果痰湿太重，配合一些中药进行调理会收到更好的效果。调治痰湿体质，常用的中药包括党参、白术、茯苓、泽泻、半夏、薏苡仁、砂仁、山药、扁豆、莲子肉、炙甘草、白芥子、莱菔子、苏子等。若肺失宣降，津失输布，液聚生痰者，当宣肺化痰，可选二陈汤；若脾不健运，湿聚成痰者，当健脾化痰，可选六君子汤或参苓白术散；若肾虚不能制水，水泛为痰者，当温阳化痰，可选金匮肾气丸等。

二陈汤

组成：半夏 15 克，橘红 15 克，白茯苓 9 克，炙甘草 4.5 克，生姜

7片，乌梅1个。

用法：上药水煎温服，1日2次。

功效：燥湿化痰，理气和中。

适应证：主治湿痰证，症见咳嗽痰多，色白易咯，恶心呕吐，胸膈痞闷，肢体困重，或头眩心悸，舌苔白滑或腻，脉滑。适用于慢性支气管炎、肺气肿、慢性胃炎、胃及十二指肠溃疡、神经性呕吐、妊娠呕吐等属湿痰或湿阻气机者。因其性燥，故阴虚肺燥及咳血者忌用。

六君子汤

组成：人参9克，白术9克，茯苓9克，炙甘草6克，陈皮3克，半夏4.5克。

用法：上为细末，加大枣2枚，生姜3片，水煎服。

功效：益气健脾，燥湿化痰。

适应证：脾胃气虚兼痰湿证。倦怠、食少、便溏、久患疟痢、时患饮食停滞、胸脘痞闷、呕逆等属于脾胃气虚兼痰湿者均可加减运用。

苓桂术甘汤

组成：茯苓12克，桂枝9克（去皮），白术6克，炙甘草6克。

用法：上药水煎温服，1日2次。

功效：温阳化饮，健脾利湿。

适应证：中阳不足之痰饮，症见胸胁支满、目眩心悸、短气而咳、舌苔白滑、脉弦滑等。主要用于治疗多种原因引起的眩晕、慢性支气管炎、支气管哮喘、充血性心力衰竭、溃疡病、神经性呕吐、胃肠神经官能症、慢性肾炎、关节炎等疾病。

 五苓散

组成：猪苓9克（去皮），泽泻15克，白术9克，茯苓9克，桂枝6克（去皮）。

用法：上药捣为散，开水冲服，每次6克，1日3次。多饮暖水，汗出愈，如法将息。

功效：利水渗湿，温阳化气。

适应证：本方为利水之剂，所治诸证以小便不利、舌苔白、脉浮或缓为证治要点，湿热者忌用。常用于治疗肾炎、肝硬化所引起的水肿，以及急性阑尾炎、尿潴留、脑积水等属于水湿内盛者。

第八章

湿热体质养生攻略

——疏肝利胆，清热除湿

　　湿热体质，是指以湿热内蕴为主要特征的体质状态。湿，就是我们通常所说的水湿，它有外湿和内湿两种。外湿是因为气候潮湿或涉水淋雨，或者是因为居室潮湿，使外来水湿侵入人体而引起；内湿的产生常常与人的消化功能异常有关。热，是指一种热象。湿和热合并入侵人体，或者因为水湿久留而化热，很容易形成湿热积聚在身体里面。湿热体质的人大多身体肥胖，怕热不怕冷，性格多急躁易怒；对潮湿环境或气温偏高，尤其是潮湿闷热的气候难以适应。湿热体质者的养生原则就是要注意起居环境的改善，避免居住环境阴暗潮湿。这种体质的人，饮食调理也非常重要，要做到不暴饮暴食、不酗酒，少吃肥腻食品、甜味品，保持良好的消化功能，避免湿热从体内而生。盛夏暑湿较重的季节，减少户外活动时间，避免湿热从外界侵入。适当配合做运动量较大的锻炼，以消耗身体多余的热量，排除身体多余的水分。

运动养生——大量运动，清热利湿

　　中医认为，人体内的湿热之邪可以通过出汗的方式去除一部分。因此，湿热体质的人可以选择在清晨或傍晚较凉爽的时候，在公园、大自然中进行大运动量的户外运动，以消耗多余的热量，排除体内多余的水湿。运动锻炼时，注意舒展筋骨关节，增加身体的柔韧度，有利于脾胃的运化、肝胆的疏泄，减轻烦躁、紧张的情绪。

　　湿热体质者阳气充足，内有蕴热，适合做强度较大、运动量较大的体育项目，如对抗性较强的球类比赛、游泳、爬山、长跑、自行车、武术、拳击等。大运动量、高强度的训练可以消耗体内过多的热量和脂肪，帮助湿热之邪泻出体外。

运动时，可以在饮水中添加少量盐，以不尝出咸味为度，以免造成电解质的过度流失。

平时宜将有氧运动和无氧运动结合起来锻炼。有氧运动包括各种耐力的训练，如中长跑、游泳、自行车等；无氧运动包括各种力量与爆发力的训练，如举重、短跑、拳击等。

运动时间宜在饭后 1 小时以后进行。

娱乐养生——动静结合，气血畅通

湿热体质的人大多比较外向、冲动，性情急躁易怒，容易与人发生争执吵闹。因此，适宜的娱乐活动能够调整情绪，调养内脏，有助于脾胃功能的正常发挥。

多听舒缓的音乐

由于湿热体质的人性格多急躁易怒，因此，多听舒缓、慢节奏的乐曲，有助于安神定志。在轻松愉快的环境和气氛中，情志畅达，心平气和，则百脉疏通，气血调和。情趣高雅的乐曲可益智养心，故具有怡养神情之作用。如太极养生乐曲《云淡风轻》《舒畅》《若水》等。

旅游健身

湿热体质的人在旅游的跋山涉水之中，不仅观赏了大自然的奇妙风景，领略了美好的环境，同时也活动了筋骨关节，使气血流通，多出汗，排除体内湿热之邪。湿热体质的人多形体肥胖，旅行是减轻体重的好方法。同时，旅游行走的过程中，运动脚趾有助于大脑健康，有利于保持身体健康。

饮食养生——多食甘寒，少食辛湿

湿热体质的人，身体小环境就像一个"桑拿天"，调养原则为燥湿清热，饮食清淡。一旦嗜食烟酒、辛辣油炸油腻的食物，会加重体内的湿热。因此，湿热体质的人要多吃清淡甘寒的食物，日常食疗要注意选食祛湿除热的食物。中医认为阴虚生内热，脾虚而不得化湿，因此又必须注意补阴而不伤脾、健脾滋阴而祛湿退热。

湿热体质的人适合吃哪些食物

湿热体质者的调养原则为燥湿清热，饮食清淡。宜食用清利化湿的食品，如薏苡仁、莲子、茯苓、红小豆、蚕豆、绿豆、鸭肉、鲫鱼、冬瓜、丝瓜、葫芦、苦瓜、黄瓜、西瓜、白菜、芹菜、卷心菜、莲藕、空心菜等。

165

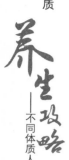

1. 鲫鱼

鲫鱼味甘，性平，入脾、胃、大肠经，易于被人体消化吸收，具有健脾、开胃、益气、利水、通乳、除湿之功效。对于脾胃虚弱、脾虚水肿等病症，都有一定的食疗效果。鲫鱼肉嫩味鲜，具有较强的补益作用，尤其适于做汤。

2. 豆腐

豆腐味甘，性凉，入脾、胃、大肠经，有益气宽中、生津润燥、清热解毒及调和脾胃的功效。对于脾胃虚弱、湿热内生及肥胖患者，有一定的食疗作用。

3. 黄瓜

黄瓜味甘，性凉，入肺、胃、大肠经，能清热利水，解毒消肿，生津止渴。对于身体发热、烦躁口渴、咽喉肿痛、眼红眼痛、小便不利等病症，都有很好的辅助食疗作用，有利于祛除体内的湿热。此外，还可以促进排便。

4. 金针菜（黄花菜）

金针菜有清热利湿、解毒通乳之功，可辅助治疗湿热胃痛、湿热泄泻。

5. 荠菜

荠菜有清热利水、凉血止血、平肝降压之功，可辅助治疗湿热胃痛、湿热泄泻。

湿热体质的人哪些食物要少吃

湿热体质者在饮食上尽量做到不嗜烟酒，不吃辛辣油炸的食物，尽量少吃一些大热大补的食物，比如辣椒、生姜、大葱、大蒜、胡椒、花椒、韭菜、芫荽、酒、蜂蜜、饴糖、羊肉、牛肉、狗肉、鳝鱼、鹿肉等温热食物。

 ## 适合湿热体质者的养生药膳

1. 健脾祛湿汤

【材料】怀山（干品）10 克，土茯苓 10 克，溪黄草 10 克，猪胰300 克，清水适量。

【做法】将怀山、土茯苓、溪黄草、猪胰洗净，一同放进砂煲中，加适量清水煲开，然后转小火煲 1 小时即可饮用。

【功效】清热利湿，适合脾胃运化功能不良者食用。

2. 清热祛湿汤

【材料】土茯苓 250 克，粉葛 250 克，赤小豆 50 克，扁豆 50 克，陈皮半个，水 8 碗。

【做法】土茯苓去皮切段，粉葛去皮切块，将上述材料放入煲内，水沸后转慢火煲 3 小时即可。

【功效】祛湿邪，清热毒。

3. 冬瓜薏米扁豆汤

【材料】冬瓜 500 克，薏米 50 克，莲子 30 克，扁豆 30 克，瘦肉 300 克。

【做法】冬瓜洗净切块，瘦肉切块，薏米、莲子、扁豆洗净，加适量水煲 2 小时，加盐少许，即成。

【功效】祛除脾胃湿热。

4. 玉须泥鳅汤

【材料】泥鳅 300 克，鸡胸脯肉 150 克，猪小排骨 100 克，玉米须 15 克，葱 1 根，生姜数片，盐少许，麻油数滴。

【做法】将泥鳅剪开腹部，洗净，用沸水汆过后，捞起，沥干。猪小排骨斩块，装入砂锅，上置泥鳅。然后放入姜、葱，加入适量沸水；玉米须用纱布扎紧，也置入砂锅内。用文火煲至五六成熟时，放入鸡胸脯肉丝，继续煲至熟烂为度。食用时除去姜、葱、玉米须，加入盐、麻油调味。

【功效】利尿除湿。

起居养生——避湿就干，户外活动

居住环境

湿热体质的人，居住环境宜干燥通风、清爽舒服。不宜在潮湿的环境里久留，避免在潮湿的地方作业。在阴雨季节要注意关闭门窗，避免湿邪的侵袭。如果条件允许，可使用抽湿机或在墙角放置干燥剂，保持室内湿度适中。等到天晴后打开门窗，保持空气流通，以祛除湿邪。出去游玩时不要坐在阴冷潮湿的地方。

起居运动

湿热体质者需要保证充足而有规律的睡眠，平常要养成良好的生活习惯。不要长期熬夜，或者过度疲劳。因为熬夜会损伤肝胆，影响肝胆之气的升发，容易生湿热。有些人的工作是"黑白颠倒"的作息，要尽量调整成正常的作息。如果工作必须如此，最好在午夜 11 点至凌晨 2 点时睡一会儿，可收到事半功倍的效果。中午也可小睡一会儿。在夏季熬夜，湿热体质的人切忌把空调温度调得很低、喝冰冻饮料，以免损伤脾胃。应早睡早起，室内经常通风换气，能不用空调尽量不用，养成按时大便的习惯。洗澡应洗热水澡，适当出汗为宜。保持二便通畅，防止湿热积聚。注意个人卫生，保持头部、面部、身体等的肌肤清洁干燥，预防皮肤病变。穿衣尽量保持宽松，面料以棉、麻、丝等透气散湿的天然纤维为主，这样有利于汗液蒸发，祛除体内的湿邪。

湿热体质的人要加强运动，强健身体机能和脾胃功能。活动到出汗为止，出汗可帮助排湿，但也不要大汗淋漓，以免伤气。由于湿邪存留导致嗜睡，身体困重乏力者，应该逐渐减少睡眠时间，改变久坐懒动的习惯，多进行户外活动，使身体机能活跃起来。寒凉天气尤其要注意保暖，湿遇温则行，遇寒则凝，寒凉的天气不利水湿在体内运化，常伤及脾胃。春季，应多拉伸关节和筋骨，多做伸展运动。夏季，因为气温接近人体温度，人体散热以出汗蒸发为主，所以可以在夏季"以热除热"，同时，夏季出汗多容易耗气伤阴，可多喝凉茶，选用一些益气养阴、清

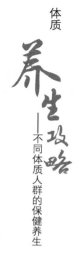

热利湿的药膳，同时注意皮肤清洁。体质偏虚的女性，不可在夏季大量饮用凉茶，可以用健脾的莲子、怀山煲汤进行调理。秋季，多食清甜、水分多的水果，多喝白粥，每日清晨喝一小杯淡盐水。冬季，不宜多用补品，以防助湿生热。

心理养生——平衡心态，冷静克制

稳定心态

湿热体质的人性情较急躁，外向好动、活泼，常常心烦易怒。需要注意保持平衡的心态，遇事不急不躁，冷静处理棘手的事情。凡事多为他人着想，学会克制感情上的冲动。做到喜与忧、苦与乐、顺与逆的正确对待，保持稳定的心态。

培养爱好

要保证睡眠，静养心神。根据情况分别采用节制、疏泄、转移等不同的方法，使不良情绪得到化解和释放。可以培养广泛的兴趣爱好，如书法、养花等。多听流畅舒缓、有镇静作用的音乐，如《春江花月夜》等。

针灸推拿——自然疗法，清热利湿

 按摩

1. 按摩曲池穴

按压曲池穴可以起到疏风解表、清热利湿的作用。可以用拇指或者中指指端来按揉，按压的时候有一种酸痛感，每次1～3分钟，每日按摩1～2次。这样有助于改善湿热体质。

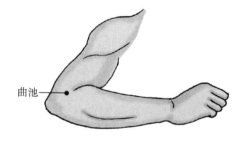

曲池

2. 按摩劳宫穴

劳宫穴是手厥阴心包经的腧穴。中医认为，劳宫穴有清心火、除湿热、凉血息风、理气和胃、镇静安神的作用。按摩时用左手大拇指指端顶住右手掌心的劳宫穴，垂直向下按压，其余的手指则按压在手背上，力度由轻到重，一压一松，持续1～2分钟即可。

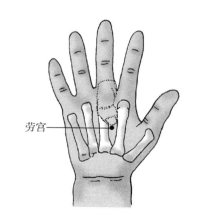

劳宫

3. 按摩合谷穴

合谷穴是手阳明大肠经的原穴，可以疏通气血的运行，还具有活血理气、清热利湿的作用。

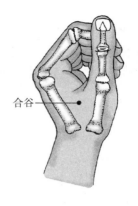

合谷

4. 按摩鱼际穴

鱼际穴是肺经的荥穴，按摩鱼际穴可以清湿热。

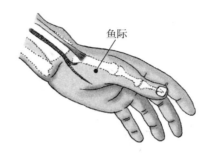

鱼际

5. 按揉承山穴

承山穴是祛除湿邪的最好穴位之一，其效果跟薏米红豆粥有异曲同工之妙。承山穴在足太阳膀胱经上，一方面是全身承受压力最多的筋、骨、肉的集结之处，另一方面又是人体阳气最盛的经脉的枢纽，所以，它能通过振奋膀胱经的阳气，排出人体的湿气。

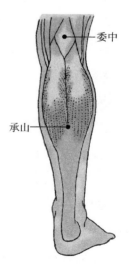

委中

承山

6. 按揉三阴交穴

三阴交为足太阴脾经、足少阴肾经、足厥阴肝经的交会之处。可在每天中午 11 点，脾经当令之时，按揉左、右腿的三阴交穴各 20 分钟，能把身体里面的湿气、浊气、毒素都给排出去。按揉此穴还可调治脾胃虚弱、消化不良、腹胀腹泻、白带过多、全身水肿、眼袋浮肿、小便不利、脚气等病症。

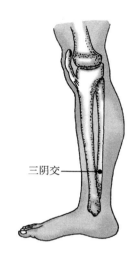

三阴交

刮痧

　　循经刮痧治疗：刮痧时取俯卧位，沿督脉和膀胱经从第 7 胸椎区域自上向下刮至第 12 胸椎区域，以活血调脾、清热利湿，调治湿热体质。或者取仰卧位，湿热在人体上部的，加刮手太阴肺经，沿循经方向，自胸部往手部刮痧；湿热在人体中部的，加刮足阳明胃经，自头部往足部刮痧；湿热在人体下部者，加刮足厥阴肝经，从足部往腹部刮痧。每 3～7 天刮 1 次，以痧点消失为准。

拔罐

　　刺络拔罐治疗：俯卧位，选取大椎、肺俞、膈俞、肝俞、胃俞、十七椎、委中及出痧较重的部位，局部皮肤常规消毒，每次选取 3 个穴位，用梅花针点刺腧穴，再于穴位处从上到下进行拔罐，留罐 10 ~ 20 分钟，1 天 1 次。

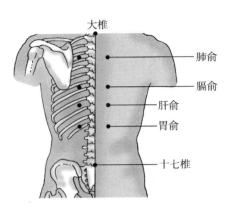

大椎

肺俞

膈俞

肝俞

胃俞

十七椎

药物养生——清热祛湿

　　湿热体质又可分为湿重于热、热重于湿和湿热并重几种类型。湿重的人治疗药物以化湿为主，常用药有滑石、生甘草、杏仁、薏苡仁、白蔻仁、茅根等；热重的人治疗药物以清热为主，可选用金银花、蒲公英、野菊花、紫花地丁、黄芩、黄连、葛根等；湿热并重的人治疗药物是清热利湿的，如藿香、车前草、淡竹叶、滑石、溪黄草、鸡骨草、木棉花等。祛除湿热的药物，药性偏寒凉，不能久服。中成药有甘露消毒丹、君太口服液、清热祛湿冲剂、溪黄草冲剂等，这些药物都不能久服。如果舌苔不那么黄腻了，小便已经变清了，炎症不明显了，就不要服了。

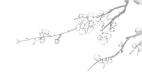

甘露消毒丹

组成：飞滑石、绵茵陈、淡黄芩、石菖蒲、川贝母、木通、藿香、射干、连翘、薄荷、白豆蔻。

用法：水丸，成人每次6～9克，3～7岁儿童每次2～3克，7岁以上每次3～5克，1日2次口服，或用布袋包煎服。

功效：清热解毒，利湿化浊。

适应证：主治湿温时疫，邪在分气。症见发热倦怠，胸闷腹胀，肢酸咽肿，身黄，颐肿口渴，小便短赤，呕吐泄泻，小便淋浊，舌苔淡白或厚腻或干黄。临床主要用于治疗急性黄疸型传染性肝炎、咽喉炎、百日咳、流行性感冒、消化不良、菌痢、伤寒、尿路感染、急性结膜炎等疾病。

香苏正胃丸

组成：广藿香、紫苏叶、香薷、陈皮、厚朴（姜炙）、枳壳（炒）、砂仁、白扁豆（炒）、山楂（炒）、六神曲（炒）、麦芽（炒）、茯苓、甘草、滑石、朱砂。

用法：口服。1次1丸，1日1～2次。周岁以内小儿酌减。

功效：解表化湿，和中消食。

适应证：用于小儿暑湿感冒，症见头痛发热、停食停乳、腹痛胀满、呕吐泄泻、小便不利。

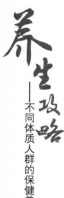
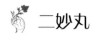 二妙丸

组成：苍术、黄柏。

用法：口服，1次6～9克，1日2次。

功效：清热燥湿。

适应证：用于湿热下注之腿膝疼痛、脚气肿痛、湿疮、带下、淋痛、阴囊湿痒等病症。

第九章

瘀血体质养生攻略

——活血化瘀，畅通气血

瘀血体质是指人的血行迟缓不畅为主要特征的体质状态。多因情绪意志长期抑郁，或者长久居住在寒冷地区，以及脏腑功能失调所致。这种体质的人多较瘦，常有头发易脱、肤色暗沉、唇色暗紫、舌有紫色或瘀斑、眼眶暗黑、脉象细弱等表现。这种体质的人，有些人还未到衰老的年纪就已经出现老年斑，有些人常有身上某部位疼痛的困扰，例如女性生理期容易出现痛经，男性身上易有瘀青等。身上的疼痛症状，往往由于活动少而在夜晚加重。该种体质的人不耐受风邪、寒邪。瘀血体质者应该通过合理的精神调摄、饮食调养、起居调和、运动调理，来促进气血运行通畅。

运动养生——多动少静，动能行血

现代都市人群中，很多人大部分时间都是坐着的。工作坐着，吃饭坐着，上下班开车还是坐着，长期久坐不动会使血行不畅，尤其是在女性经期，久坐可能会导致经血排出不畅，引起下腹痛、腰痛及痛经。而瘀血体质的人因其血液流通不畅，更需运动而使气血流行畅通，因为运动是活血化瘀最廉价的方法。对于瘀血体质的人来说，四季保养的关键季节在春天。春天万物生长，按中医"天人合一"的观点，肝属木，与春天相应，因此要多到户外运动，多做拉伸运动，使肝舒展。冬季气温低，瘀血体质的人不耐风寒之邪，要特别注意防寒保暖。

瘀血体质的人往往多兼虚证，尤以兼夹阳虚、气虚多见，因此运动强度大的体育运动不适合瘀血体质的人。如果是瘀血兼有阳虚体质的人

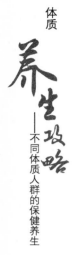

则不适合游泳，因为游泳时，大量水湿之邪会通过毛孔进入体内，容易造成水湿停聚，进一步损伤阳气。瘀血体质兼有气虚的人也不适合做较剧烈的运动，如中长跑、球类运动。在剧烈的运动中，这类体质的人很容易发生头昏乏力、气短，甚至是晕厥，比平常人更容易引发其他疾病。冬季锻炼，要在气温有所升高的时候进行，运动结束后要及时添加衣服，避免受寒而损伤气血，加重气滞血瘀的状况。

瘀血体质的人适合做一些强度不大、舒缓柔和的运动。有氧运动较为合适，常见的项目有：步行、慢跑、缓步登山、滑冰、骑自行车、健身舞、韵律操等。传统运动项目（如易筋经、五禽戏、导引、太极拳、太极剑、八段锦等）往往刚柔并济，既可以助血行，又可以强身壮体。

娱乐养生——畅达情志，气血调和

瘀血体质的人多半性格内向，遇事容易苦闷、忧郁，这样更会加重气滞血瘀的状况。内容健康的娱乐活动，情趣高雅，生动活泼，在轻松愉快的环境和气氛中，给人以美的享受。情志畅达，赏心悦目，则百脉疏通，气血调和；情趣高雅，则可益智养心，故具有怡养神情之作用。娱乐活动的形式多样，动静不拘，可动静结合，柔刚相济，既可调养心神，又能活动筋骨，因而具有形神兼养之功。

音乐养生

音乐强调和谐、自然，能平衡人们的身心，协调人与自然的关系。春季，五音为角调，对应五脏是肝。时逢春风和暖、阳光明媚之际，肢体麻木疼痛、情志抑郁的瘀血体质之人，可以听一些积极向上的阳韵音乐，如《喜洋洋》《步步高》等，以补益肝肾、散寒活血解郁。当心情不安、思绪紊乱时，听民族乐曲《梅花三弄》《春江花月夜》《雨打芭蕉》等，可起到安定情绪、调理思绪的作用；当精神忧郁时，可听乐曲《小开门》《喜相逢》《光明行》等，能减轻或缓解忧郁，振奋精神；当烦躁易怒时，可听琴曲《流水》、古筝曲《风入松》、二胡曲《汉宫秋月》等，能使心绪平静安和。

唱歌也是一种针对瘀血体质的养生方法。唱歌能宣泄人的感情，吐出心中郁闷之气，调畅情志，振奋精神。中医有言："脾之志忧，中气郁结，长歌以泄郁。"歌唱还和气功一样，有促进全身气血流通的作用。各代气功家更于实践中观察和总结出不同的发音对身体能产生不同的作用，创造了多种吐音练气法。歌唱和气功的"吐音法"一样，让人处于精神高度集中的状态，杂念全无，姿势端正，腹式丹田呼吸，发出各种长短高低不同的声音，对调节情志、舒通气血自然有很好的作用。

书画养生

习书作画可以调血气，通经脉。因为习书作画要有正确的姿势，这样才能提全身之力。此外，还必须集中精力，心正气和，从而调动全身的气和力。这样才能通融全身血气，身体内气血畅达，五脏和谐，百脉疏通，使体内各部分功能得到调整，促进气血流通，从而改善身体气滞血瘀的状态。另外，书画活动可以使心理达到平衡，志趣高雅，能以"静"制"动"，可以消除紧张和焦虑情绪。

练习作画习书之功，提高鉴别能力，每每这种进步总使人欣慰，使人自得其乐，心情愉快，肝气得以舒展。习书作画使身体经常处于内意外力的"气功状态"，使人神形统一，且习书作画不仅意在心中，还须力在笔端，这又锻炼了筋骨，使全身气血流通，因此是瘀血体质者很好的娱乐养生方式之一。

饮食养生——少量饮酒，行气活血

瘀血体质者的身体小环境就像一个"堵塞的管道"，因此，平时可以通过少量饮用红葡萄酒，吃一些有行气活血功能的饮食，少吃过辣、过甜的食物，达到养生保健的目的。

瘀血体质的人适合吃哪些食物

适合瘀血体质者的食物有：谷物类，如大米、玉米、粳米；肉蛋类，如牛肉、猪肉、鸡肉等；蔬菜类，如荠菜、香菜、胡萝卜、佛手、生姜、洋葱、大蒜、黑木耳、茄子、藕等；水果类，如山楂、龙眼、橘子等。

1. 山楂

山楂酸甘，微温，无毒。其具有活血化瘀的作用，有助于解除局部瘀血状态，对跌打损伤有辅助疗效，是瘀血体质者尤其是痛经患者的食疗佳品。主治饮食积滞，脘腹胀痛，泄泻痢疾，血瘀痛经，闭经，产后腹痛，恶露不尽。

2. 桃仁

桃仁味甘酸，性温。中医认为其有益颜色、解劳热的功效，能生津、润肠、活血。桃仁有破血祛瘀、润燥滑肠的功效，能活血行血、清散瘀血。凡属血瘀引起的闭经、痛经、慢性阑尾炎，或跌打损伤引起的瘀血肿痛，皆可用之。

3. 橘子

橘子性平，味甘酸，有生津止咳的作用，用于胃肠燥热之症；有和胃利尿的功效，用于腹部不适、小便不利等症；有润肺化痰的作用，适用于肺热咳嗽之症。橘子不仅果肉的食疗价值较高，其皮、核、络、叶都是"地道药材"。橘皮入药称为"陈皮"，具有理气燥湿、化痰止咳、健脾和胃的功效，常用于防治胸胁胀痛、疝气、乳胀、乳房结块、胃痛、食积等症。其果核叫"橘核"，有散结、止痛的功效，临床常用来治疗睾丸肿痛、乳腺炎性肿痛等症。橘络，即橘瓤上的网状经络，有通络化痰、顺气活血之功效，常用于治疗痰滞咳嗽、气滞血瘀等症。橘叶具有疏肝理气、消肿散毒之功效，为治气滞血瘀之胁痛、乳痛的要药。橘皮刮掉白色的内层，单留表皮称为"橘红"，具有理肺气、祛痰等功效，临床多用于治疗咳嗽、呃逆等症。

4. 红枣

红枣味甘性温，归脾、胃经。红枣可以健脾益胃，治疗脾胃虚弱、腹泻。其为补养佳品，食疗药膳中常加入红枣滋养气血。红枣还可以养血安神，用红枣和甘草治疗女性躁郁症、哭泣不安、心神不宁等，可起到养血安神、疏肝解郁的功效。气血亏虚引起的血瘀证者适宜食用。

5. 红葡萄酒

每天少量饮用红葡萄酒，对瘀血体质的人有益。因为红葡萄酒里含有一种独特物质——多酚，它能扩张血管，使血管壁保持弹性，从而改善血瘀状况。另外，葡萄酒中的丹宁、色素、类黄酮等物质，可以促进血液循环、助消化，还可以美容养颜。女性经常饮用葡萄酒，可养气活

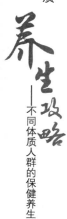

血，养颜美容，改善瘀血体质。

瘀血体质的人哪些食物要少吃

瘀血体质的人不宜吃甘薯、芋艿、蚕豆、栗子等容易胀气的食物；有涩血作用的食物也应忌食，如乌梅、苦瓜、柿子、李子、花生米等；不宜多吃肥肉、奶油、鳗鱼、蟹黄、蛋黄、鱼籽、虾、巧克力、油炸食品、甜食等，防止血脂增高而阻塞血管，影响气血运行；不宜摄入冷饮和冰冻食物，以免影响气血运行；小麦、荞麦应少食，因其性偏寒凉；少吃盐和味精，避免血黏度增高，加重血瘀的程度；少吃过辣、过甜、过于刺激的食物，少喝咖啡、浓茶。

适合瘀血体质者的养生药膳

1. 当归田七乌鸡汤

【材料】乌鸡 1 只，当归 15 克，田七 5 克，生姜 1 块。

【做法】首先，把当归和田七放进清水中浸泡清洗，然后把乌鸡装进一个合适的容器里，再把洗好的当归、田七、生姜一起码放在乌鸡上，接下来加入适量的盐，再倒入清水，清水一定要淹过乌鸡，然后盖上盖，等把水烧开之后，上锅隔水蒸，大火蒸 3 小时，鸡肉烂熟之后，就可以食用了。

【功效】活血养血。当归是常用的活血养血药物；三七具有散瘀止血、消肿定痛之功效；生姜可以温中散寒，促进血行；乌鸡有滋阴、补肾、养血、填精、益肝、退热、补虚的作用，对于产后亏虚之乳汁不足及气

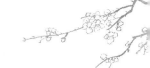

血亏虚引起的月经不调、子宫虚寒、行经腹痛、崩漏带下、身体瘦弱等症，均有很好的疗效，其对老年人的虚损性疾病，也有很好的补虚作用。当归田七乌鸡汤适合气血虚损引起的血瘀之人服食。此汤不太适合阴虚火旺者，比如患者身体消瘦、烦躁、口干、舌苦，则不适合吃。

2. 黑豆川芎粥

【材料】川芎 10 克，黑豆 25 克，粳米 50 克。

【做法】川芎用纱布包裹，与黑豆、粳米一起加水煮熟，加适量红糖，分次温服。

【功效】活血祛瘀，养血行气。

3. 山楂红糖汤

【材料】山楂 10 枚，红糖适量。

【做法】山楂冲洗干净，去核打碎，放入锅中，加清水煮约 20 分钟，调以红糖进食。

【功效】活血散瘀。

4. 桃仁红花粥

【材料】桃仁 10 克，红花 10 克，糯米 50 克。

【做法】将桃仁捣烂如泥，红花用净布包，与糯米一同放入锅内，煮为稀粥即可食用。

【功效】活血通经，祛瘀止痛。

起居养生——少坐多动，不要熬夜

少坐多动

　　瘀血体质者不仅要积极配合治疗，而且在生活中也要注意。有的人一天十几个小时用电脑，坐姿不正确，长期弯腰驼背，对心肺功能肯定有影响。心是君主之官，肺是相辅之官，身体的"君主"和"宰相"总是憋屈不展，身体能好吗？所以，要多活动、多运动，心肺功能就会被唤起、被振奋，这样才能有助于消散瘀血。很多人平时老坐着，出门坐汽车，上楼乘电梯，运动量很小，凡是处于这种生活状态的人，机体内环境往往是气血流通不畅的。所以，大家在生活中要养成良好的生活习惯，不要在电脑前坐太久，平时不要一直保持一个姿势不动，尤其是在假期，不要坐在电脑前不活动，注意动静结合，不可贪图安逸，以免加重气血瘀滞。最好每天坚持温水泡脚，可暖肾强身。

切勿熬夜

　　瘀血体质者要知道，早睡早起是非常重要的，不要熬夜，不要让自己过于劳累。血瘀的形成主要是因为肝气不舒，子时之前睡觉才能保证肝血更新。四季保养的关键季节是春天。春天是肝气唱主角，务必想尽一切办法舒展腰身，尤其舒展侧体，做伸拉筋骨、肌肉的运动，披发缓行，宽衣。冬季注意保暖，保持居室环境温暖舒适，避免寒冷刺激。另外，夏天室内温度不要太低，冬天室内温度不要太高。女性经期避免吃寒凉生冷的食品。

心理养生——培养兴趣，笑口常开

笑口常开，疏肝解郁

瘀血体质的人在精神调养上，要注意培养乐观的情绪。精神愉快则气血和畅，血液流通，有利于瘀血体质的改善。反之，此种体质者如果陷入苦闷、忧郁的情绪中，则会加重血瘀倾向。保持心情的舒适顺畅，对瘀血体质者的身心健康十分有益。

七情长期不调，尤其是压抑，就会影响到肝，肝一被捆绑住，就会影响到气，中医有句话叫"气为血之帅"，气行则血行，气滞则血瘀。所以，如果总是不开心，就会伤肝，肝气郁结，气不流通，接着就会血瘀。血瘀对女性的影响非常大。所以家里有女儿的，作为父母，送给她的最好的礼物就是"养成一个温和的性格"。善良、随和、阳光的性格，有助于她拥有幸福美满的一生，越活越有魅力。如果性格比较刚烈，或经常抑郁、不开心，就很容易出现血瘀的问题。另外，现代人的生活中，长期使用电脑，导致含腰驼背，心肺功能能不受影响吗？心肺功能一受影响，对整个身体的影响就大了。

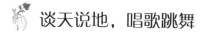 谈天说地，唱歌跳舞

脑力劳动者长期熬夜使用电脑，导致很多年轻人患了那些中老年人患的病，如血脂高、脂肪肝等。所以，瘀血体质的人平时要注意培养兴趣爱好，如养花、登山、跳舞、唱歌等等。多去唱歌、跳舞、交朋友，与人谈天说地，笑口常开，这样一来，郁结的气也就散了，血也就流通顺利了，心肺功能也就被唤起了。

针灸推拿——自然疗法，活血化瘀

改善瘀血体质，常用的穴位有神阙、膈俞、肝俞、太冲、三阴交、委中、曲池。它们的作用有点类似于当归、益母草、田七、山楂等。除了刮痧、放血，其他方法均可考虑。刮痧、放血应该由针灸医生决定实施与否。如果是女性患者，常用的穴位有太冲、五枢、维道、血海、三阴交、合谷。

艾灸

1. 艾灸足三里、关元穴

足三里位于外膝眼下 3 寸，胫骨边缘，是足阳明胃经之要穴。每周艾灸足三里 1 ~ 2 次，每次灸 15 ~ 20 分钟，艾灸时应让艾条的温度稍高

一点，使局部皮肤发红，艾条缓慢沿足三里上下移动，以不烧伤局部皮肤为度。坚持 2 ~ 3 个月，就会使人精神焕发，精力充沛。关元穴位于下腹部，前正中线上，当脐中下 3 寸，为任脉的重要穴位之一，是足三阴经和任脉交会的地方，艾灸该穴能培补元气。

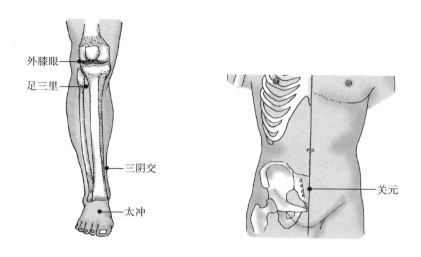

2. 艾灸血海穴

艾炷灸或温针灸血海 5 ~ 7 壮，每次灸 10 ~ 20 分钟。此法能养血活血。

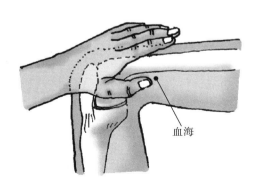

按摩

1. 按揉三阴交穴

用拇指或中指指端按揉三阴交，每次 1~3 分钟。三阴交是足太阴脾经的穴位，几乎所有的妇科疾病（如痛经、月经不调、崩中漏下等），都可以通过按摩三阴交来辅助治疗。

2. 按揉血海穴

血海是足太阴脾经的穴位。主治月经不调、经闭、痛经、崩漏、功能性子宫出血、带下、产后恶露不尽等。每天上午 9~11 点是脾经经气运行最旺盛的时候，此时按揉血海效果最好，每侧 3 分钟。

3. 按揉太冲穴

太冲是肝经的原穴，生气、发怒症状的病人往往在太冲穴出现异常。按揉太冲穴，可以疏解病人的情绪。太冲穴在足部的反射区为胸部，故按揉该穴还可疏解心胸的不适感。此外，还可治疗头痛、眩晕、疝气、月经不调、痛经、带下等症。

药物养生——活血化瘀

瘀血体质者药物养生的基本原则就是活血化瘀，可以适当吃一些养阴补血、活血行气的药物，如桃仁、红花、当归、田七、川芎、益母草、

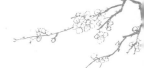

阿胶、枸杞子、何首乌、玫瑰花、制大黄等。常用方有大柴胡汤、大黄附子汤、桂枝茯苓丸、血府逐瘀汤等，比较平和的方子是桃红四物汤。

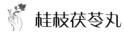 桂枝茯苓丸

组成：桂枝、茯苓、牡丹皮、白芍、桃仁各9克。

用法：上药共为末，炼蜜为丸，每日服3～5克。

功效：活血化瘀，缓消瘀块。

适应证：本方出自《金匮要略》，是治疗血瘀证的千年名方。用于妇人宿有瘀块，妊娠后漏下不止，胎动不安，或血瘀经闭，行经腹痛，产后恶露不尽，血色紫暗，腹痛拒按。现代研究证实，其可治疗高脂血症、子宫肌瘤、卵巢囊肿、慢性盆腔炎、盆腔炎性包块、闭经、多囊卵巢综合征、子宫内膜异位症、痛经、月经不调、功能性子宫出血、不孕症、流产术后阴道流血、产后及术后尿潴留等。

血府逐瘀汤

组成：当归9克，生地黄9克，桃仁12克，红花9克，枳壳6克，赤芍6克，川芎5克，柴胡3克，桔梗5克，牛膝9克，甘草3克。

用法：水煎服，1日1剂，1日2次。

功效：活血祛瘀，行气止痛。

适应证：本方原为治瘀血内阻胸部、气机失畅而致胸痛胸闷之剂。主治上焦瘀血，头痛胸痛，胸闷呃逆，失眠不寐，心悸怔忡，瘀血发热，舌质暗红，边有瘀斑或瘀点，唇暗或两目暗黑，脉涩或弦紧。此外，还可治疗妇人血瘀经闭不行，痛经，肌肤甲错，日晡潮热，以及脱疽、云

雾移睛、青盲等疾病。现代用于治疗高血压、精神分裂症、脑震荡后遗症、慢性粒细胞性白血病、血栓性静脉炎、皮肤色素沉着、性功能低下、更年期综合征、顽固性头痛、顽固性低热、眼底出血等属瘀血内阻、日久不愈者。

桃红四物汤

组成：熟地 15 克，当归 15 克，白芍 10 克，川芎 10 克，桃仁 9 克，红花 10 克。

用法：水煎服，1 日 1 剂，1 日 2 次。

功效：养血活血。

适应证：此为调经要方之一，由四物汤加桃仁、红花而成。可以用于治疗痛经、慢性萎缩性胃炎、脑梗死、偏头痛、糖尿病末梢神经炎、面神经麻痹、红斑性皮肤病、皮肤瘙痒、皮肤色素沉着、软组织损伤、人工全髋关节置换术后等。

第十章

气郁体质养生攻略

——疏肝理气，行气解郁

提到气郁体质，我们先来谈一谈什么是"气郁"。大家都知道气是无形的，但又是有形的，为什么说它是有形的？因为气如果闷着憋着，就会有外在的形式表现出来，如情绪闷闷不乐，身体逐渐消瘦，易叹气，易伤悲不安，失眠，严重者会转变成抑郁症，甚至有自杀倾向。我们常说："忍得一时之气，免百日之忧。"这话有一定道理，但忍字头上一把刀，气郁体质的人因为心思重，容易积累心事，又不适当发泄，长时间憋忍，气不但不易消散，反而会日积月累，因小积大，导致气郁，日久更易兼夹血瘀、痰湿等，对身体和精神都有着巨大而长久的影响，损伤人们的身心健康。

气郁体质者养生的关键在于疏肝理气解郁。气郁体质在某种程度上是瘀血体质的上游阶段，所以气郁体质的保养非常有意义，气郁体质者要善于调理。

运动养生——宜动不宜静

我们都知道，生命在于运动，中医认为，气是构成人体和维持人体生命活动最基本的物质。气的运动可以产生各种变化，有利于气、血、津液的新陈代谢及相互转化，若此功能失常，气机郁结在内，停滞不动，就会影响到我们人体的各种功能。所谓"流水不腐，户枢不蠹"，气郁体质的人应当积极参加体育锻炼，尤其是广泛参与群体运动，这不仅可以让身体得到充分的舒展和运动，气血得以畅通，同时，人的心态也会在运动中有所改变，有利于人们发泄不良情绪，肝气得到舒缓，体质也会得到改善。下面介绍几种适合气郁体质者的运动方式：

 扩胸运动——适宜气郁体质女性的运动方式

　　方法一：①将双手并拢。②手轴往上抬时停留 2 秒，回原位，重复 10 ~ 15 次。

　　方法二：①将手臂抬高，两手平举呈一水平线，双手握拳摆在胸前。②两手不能分开，并试着将胸大肌用力，使手臂往上抬高。③手臂往上抬时要吐气，放松时要吸气。

　　方法三：①双手交叉，与肩平行，右手抓住左臂，左手抓住右臂。②吐气，双手用力向前扩展，感觉胸大肌在用力。③保持 4 秒后，放松。重复此动作 10 次。

强壮功——驱散体内积郁之气

　　强壮功根据我国古代道、儒、释、医等诸家功法整理、综合而成，是静功的一种。

1. 姿势

　　主要包括坐式、站式和自由式。

　　（1）坐式：可以分为自然盘膝式、单盘膝式和双盘膝式 3 种。采用自然盘膝式的人较多，即坐时腰要直，不挺胸，两手自然地置于大腿上。

　　（2）站式：两腿分开，与肩同宽，膝微弯曲，含胸拔背，头微前倾，两眼轻闭，松肩垂肘，小臂微曲，两手拇指与四指自然分开如捏物状，置于小腹前，或两手置于胸前如抱球状。

（3）自由式：姿势不固定，可根据本人的情况选择，只要有利于呼吸，并达到全身轻松、消除疲劳、提高工作效率即可。

2. 呼吸

分为自然呼吸、深呼吸和逆呼吸 3 种。

（1）自然呼吸：即不改变原来的呼吸形式，顺其自然，适用于初学气功者和老年体弱及肺结核等患者。

（2）深呼吸：在自然呼吸的基础上，再呼吸得徐长、细匀些，适用于神经衰弱和便秘患者。

（3）逆呼吸：吸气时扩胸缩腹，呼气时收胸鼓腹。此呼吸法要由浅入深，逐步锻炼，不能勉强和急于求成。

3. 意守

姿势摆好后，将口自然闭合，两眼轻闭或微露一丝光。运用呼吸时，应排除杂念，把思想集中到丹田（多指脐下 3 寸）。

（1）练功的环境应安静，空气要流通，光线不宜过强。

（2）每次练功前 10 ～ 15 分钟内应停止其他活动，但可以散步。

（3）练功初期，每次时间约 20 分钟，以后逐渐增加到 1 小时。

专门针对气郁体质者的锻炼方法——通畅气机

自然站立时，逐渐抬起脚跟，与此同时，双臂从耳侧向头上伸直，双掌相对并拢，挺直脊背。呼气的同时身体向右侧弯曲到最大限度，脚跟不要落地，保持数秒后吸气并还原到站姿。之后向左侧重复这一动作。反复做 5 次。

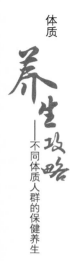

娱乐养生——积极主动寻求快乐

根据《黄帝内经》中"喜胜忧"的原则，应积极主动寻求快乐，多看喜剧和富有激励意义的电影、电视，勿看悲剧、苦剧；多听相声、笑话及欢快活泼的音乐，勿听沉闷、抑郁的音乐；多参加社会活动、集体文娱活动，多交性格开朗的朋友，多与朋友聊天沟通。

多交朋友多沟通

多交性格开朗、乐观大方的朋友；多与他们沟通聊天，一起看电影、电视剧；多出门旅游，一起欣赏美景，一起爬山、锻炼身体等。总之，在日常生活中培养开朗乐观、积极向上、豁达自然的人生态度，在与人沟通交往中调节自己的情绪，让自己找到快乐和信心。

多听欢快活泼的音乐

多听《春之歌圆舞曲》《喜洋洋》《土耳其进行曲》《G 大调弦乐小夜曲》《音乐的瞬间》等令人轻度兴奋的乐曲，有利于振作精神，解忧安神。

饮食养生——疏肝解郁，调理脾胃

气郁体质者易生闷气，最易伤肝，因肝在五行中属木，木喜条达，所以应多吃些理气疏肝之物，肝又藏血，血能生气，因此适当加吃些补血之物，可改善女性月经不调。此外，补益脾胃、健脾益气对于气郁体质者也非常重要，还可加吃些养心安神之物，有利于气郁体质者改善睡眠等。可少量饮酒，以活动血脉，提高情绪。更年期气郁体质的人要以疏肝理气为先，宜多食莲藕、白萝卜、西红柿等，还可多食山药、胡桃仁、白果、黑芝麻等补肾食物。

气郁体质的人适合吃哪些食物

气郁体质的人可多吃行气的食物，如佛手、橙子、大蒜、橘皮、荞麦、韭菜、茴香、火腿、高粱皮、刀豆、香橼、白萝卜等；常吃红枣桂圆汤、百合莲子汤，以健脾养心安神；多吃新鲜蔬菜和营养丰富的瘦肉、鱼、豆制品、乳类等。

许多具有浓烈香气的食物有行气解郁的功效，例如紫苏、葱、姜、蒜、薄荷和一些花草茶的材料，如玫瑰花、桂花、薰衣草等。

1. 山楂

山楂性温，味咸，能消食健胃、消积化滞、促进消化，气郁体质者不妨多吃一些。

2. 小麦

常吃小麦可养心安神、健脾养胃，还可缓解失眠等。

3. 柑橘

柑橘有明显的顺气解郁作用，适合气郁体质者食用。

4. 牛奶

牛奶含有抑制神经兴奋的成分，能有效促进睡眠，并能安抚情绪。

5. 大豆

气郁体质者应多吃些大豆，可达到健脾、养心安神的目的。

6. 大枣

大枣性温，味甘，有温中暖下、益气补虚的作用，为温补佳品。气郁体质者宜常吃大枣，有健脾、养心、安神补血之功。

7. 大蒜

气郁体质者多吃有行气解郁功效的大蒜，对身体有益。

8. 白萝卜

多吃白萝卜可以促进气血流通，有利于赶走低沉的情绪，而且白萝卜含有膳食纤维、多种维生素及糖类，能提高抗病能力。此外，白萝卜还含有木质素，能提高巨噬细胞的活力，吞噬癌细胞；含有多种酶，能分解致癌的亚硝酸铵，有抗癌作用。但脾胃虚弱、大便稀者要少吃。

气郁体质的人不宜吃哪些食物

气郁体质者忌食寒凉、温燥、油腻、收涩的食物，如李子、石榴、肥肉、乌梅、奶酪、柿子等；禁食辛辣、咖啡、浓茶等刺激性食物，少食肥甘厚味、煎炸的食物。

气郁体质者容易"上火"，所以不要过多吃辣椒。咖啡对人体的刺激性较大，易使人处于兴奋状态，不利于人体内气的畅通。冰淇淋等之类的生冷寒凉之物，吃多了易伤及脾胃，从而造成气血不畅。

 ## 适宜气郁体质者的养生药膳

1. 百合莲子汤

【材料】干莲子 75 克，冰糖 75 克，干百合 100 克。

【做法】先将干百合浸泡一夜，冲洗干净。再将干莲子浸泡 4 小时后冲洗干净。然后将这两味材料放入锅内，加清水，武火煮沸后，加入冰糖，再改用文火继续煮 40 分钟即可取出食用。

【功效】安神养心，健脾和胃。百合甘凉清润，主入肺心，有清肺润燥止咳、清心安神定惊的作用。莲子也有清心醒脾、补脾止泻、养心安神明目、补中养神、健脾补胃、止泻固精、益肾涩精止带的作用。

2. 甘麦大枣粥

【材料】甘草 15 克，小麦 50 克，大枣 10 枚。

【做法】先将甘草浸泡煎水，去渣；然后加入小麦及大枣，煮粥。空腹服用。

【功效】益气安神。适用于妇女脏躁，精神恍惚，时常悲伤欲哭，不能自持者，或失眠、盗汗、舌红、脉细数者。甘草性平，味甘，归十二经，有补脾益气、止咳润肺、缓急解毒、调和百药的作用。小麦味甘，性凉，有养心安神、除烦等作用。大枣可以补中益气，养血安神。

3. 橘皮竹茹粥

【材料】橘皮 25 克，竹茹 30 克，粳米 100 克。

【做法】先将竹茹洗干净，凉水浸泡 30 分钟；再将 1000 毫升清水煮沸后，放入竹茹，大火煮沸 5 分钟，去竹茹，留竹茹水备用；将橘皮切丝，粳米淘洗干净后倒入竹茹水中，小火熬成粥，煮至粥将成时，加入橘皮，煮 10 分钟即成。

【功效】理气健脾，开胸顺气。竹茹有清热止呕、涤痰开郁除烦的作用。橘皮性温，味辛、苦，可导胸中寒邪，破滞气，益脾胃，其中主要作用是行脾胃之气。

4. 干贝萝卜汤

【材料】白萝卜 1 根（约 400 克），干贝 2 ~ 4 个，高汤 5 碗，陈酒、盐、白糖各适量，山慈菇粉少许。

【做法】先将干贝浸泡一夜后洗干净，并撕开。然后洗净白萝卜，去皮，切块，或做成萝卜球。再将锅里放入高汤，白萝卜和干贝也一并放入。用旺火煮开后，改用文火煮 20 分钟，用陈酒、糖调味，再煮 20 分钟，等白萝卜变软后撒入山慈菇粉，搅匀后即可取出食用。

【功效】润肺止咳化痰。白萝卜含有多种维生素和纤维等，能提高抗病能力，同时还含有木质素，能提高巨噬细胞的活力，吞噬癌细胞；含有多种酶，能分解致癌的亚硝酸铵，有抗癌作用。

起居养生——四季养生，春天为主

气郁体质的人应当尽量增加户外活动，肝气郁结者居住的环境应保持安静，禁止喧哗，光线宜暗，避免强烈的光线刺激；心肾阴虚者居室则宜清静，室内温度宜适中。多晒太阳，顺时养生，尤其注重春天的养生，这是气郁体质者养生最好的季节，也是一个最好的借助自然之力来改善体质的黄金季节。春天是万物生长的季节，气郁体质的人在春季一定要舒展形体，舒展情绪，早睡早起，保证有充足的睡眠时间，多到户外走走，同时注意顺应时节，多吃些对肝脏有好处的食物，有利于肝的条达和疏泄。

多晒太阳

气郁体质的人，可以多在户外晒晒太阳，一方面让人体的阳气与天地之阳气相通，增强人的体质；另一方面，晒太阳有利于保持开朗的心情。晒太阳是让我们心情好起来的最简单、最实用的方法。中午是阳气最旺盛的时候，尤其是冬天的中午，是晒太阳最宝贵的时间。

增加户外活动

气郁体质的人要多参加户外活动，尤其是春天万物生长的季节，更要多出去郊游、放风筝等，这样能够调动阳气，增强机体卫外的功能。

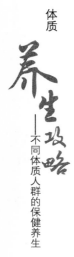

另外，增加户外活动还能吸取日月之精华，天地之灵气。多借山水之情来陶冶自己的性情，让自己的视野在山水中更加开阔。同时，建议多参加集体活动，多与其他人组成团队，这样能增强自身活力及相互协作的能力，可使气郁体质者的性格变得更加开朗、活泼，同时也调整了精神状态。

注意保暖

气郁体质的人不适合受寒。人体的气、血、津液都有个共同点，就是遇温则暖，在人体中行使便很顺畅，遇寒冷则会受到影响，就会停滞不前或行使缓慢。应此，气郁体质的人在寒冷的季节或气候变化时要特别注意保暖。

心理养生——开阔心胸，乐观向上

心理卫生和精神调养在气郁体质者的养生中占有举足轻重的地位。气郁体质者不但要养身，更要养心。要想身体健康，良好乐观、积极向上的心态是最重要的，药和营养品只能起到外因作用，最主要的还是在于内因，尤其是气郁体质，它主要与七情密切相关，更多的是属于心理问题，所以心理养生是其一个重要部分。我们可通过以下方式来进行精神调摄，培养乐观豁达的心态。如多阅读积极的、鼓励的、富有乐趣的、展现美好生活前景的书籍；在名利上不患得患失，知足常乐。

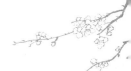

开卷有益

　　读书是最能陶冶情操的一种方式，好的阅读可以给人带来无穷的乐趣和积极向上的力量，可以鼓励人们从低沉、郁闷的情绪中挣脱出来，减轻身心上的痛苦，还可以拓宽视野，提高精神境界和道德修养。气郁体质的人可以多阅读一些名人传记，从名人的奋斗经历中汲取向上的力量，不要为了鸡毛蒜皮的小事而患得患失。还可以多阅读一些旅游杂志或旅游随笔，让自己的心灵在游走世界当中开阔起来，同时也可学会为人处世，让生活更加丰富多彩。

培养乐观向上的人生态度

　　要想培养乐观的人生态度，我们可以向历史上的众多仁人志士学习，如曹操的"老骥伏枥，志在千里"，范仲淹的"先天下之忧而忧，后天下之乐而乐"的忧国忧民思想。另外，我们还可以向身边的人学习，像他们一样充满热情地对待生活，而不是一味地抱怨，在生活中、工作上、学习上遇到困难或处于逆境时，学会开拓自己的胸怀，把眼光放长远，以乐观向上的心态去迎接每一个挑战。

乐观解郁六法

　　心理专家发现，以下六种方法对于气郁体质者保持乐观的心态有良好的效果：

1. 平心法

一个人应该尽量做到不要被名利、金钱等困扰，要培养广泛的兴趣爱好，充实自己的精神世界。所谓"不以物喜，不以己悲"，"恬淡虚无"，遇事不慌，注意自己的言行，学会主动解决矛盾。

2. 松弛法

被人激怒后或感到烦恼时，应该马上离开现场，深呼吸，配合肌肉的松弛训练，甚至还可以进行放松训练，采用以意导气法，逐渐进入佳境，使全身放松，摒除内心的私心杂念。

3. 制怒法

有效地制止怒气极为不易。因此，可以加强自控性，努力克制怒气的暴发。万一克制不住，应迅速离开现场，在亲人或朋友面前发泄一番，等倾诉完怒气后，自己应该尽快平静。

4. 心闲法

所谓心闲，一是心底无私天地宽，少想不开心的事，少钻牛角尖，少算计，让心保持一种适度的休闲，可消除疲劳，克服心理障碍，保持健康的心态。二是不要总将自己的生活与他人比较，多想想美好的事情。

5. 健忘法

人常说："难得糊涂。"忘记烦恼，可以轻松地面临再次的考验；忘记忧愁，可以尽情享受生活所给予的乐趣；忘记痛苦，可以摆脱纠缠，体味人生中的五彩缤纷；忘记他人对你的伤害，忘记朋友对你的背叛，忘记自己曾受到的耻辱，让自己变得豁达宽容，从而不再活在自己的小圈子中，而是活得更自由、更精彩。

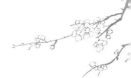

6. 豁达法

人一生不是一帆风顺的，人生有很多烦恼，心胸狭窄是主要原因之一。为了减少不必要的烦恼，我们应该学会拓宽心胸，在我们的工作和家庭生活中，对于某些非原则性的事情或无关紧要的伤害，要学会睁一只眼闭一只眼，不要只纠结于自己吃的亏或受到的伤害，不要"牢骚太盛防肠断，而要风物长宜放眼量"。学会换位思考，学会体谅别人，遇事不斤斤计较，平时开朗，坦诚待人，与朋友分享你的快乐与痛苦，并积极帮助他人，让自己减少烦恼。

针灸推拿——自然疗法，行气解郁

针灸推拿

气郁体质者可针灸（须针灸医师操作）任脉、肝经、心包经、胆经、膀胱经的穴位。这些穴位也可按摩。

常用来理气的穴位有：中脘、气海、内关、膻中。可以在每晚睡觉前或春天来的时候，把两手搓得很热，擦胁肋部。

此外，气郁体质者应多按摩支沟穴，它是治疗气的天然药库。三焦经位于手臂外侧靠无名指的线上，共有 23 个穴位，其中 13 个穴位都分布于手臂背面的正中线上，它好比全身气的调度员，刺激这条经络上的相关穴位，可以改善气的症状。

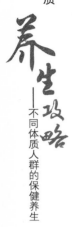

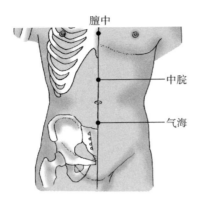

膻中

中脘

气海

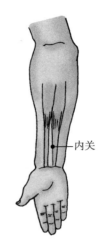

内关

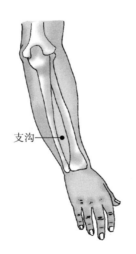

支沟

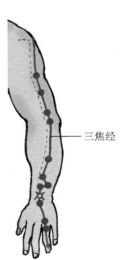

三焦经

刮痧

1. 取穴

背部取肝俞（背部，第 9 胸椎棘突下，旁开 1.5 寸）、胆俞（背部，第 10 胸椎棘突下，旁开 1.5 寸）；胸腹部取膻中（胸部，当前正中线上，平第 4 肋间，两乳头连线的中点处）、期门（胸部，当乳头直下，第 6 肋间隙，前正中线旁开 4 寸）、章门（侧腹部，当第 11 肋游离端的下方）；

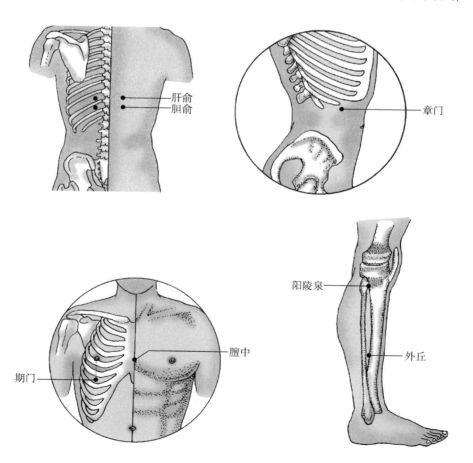

肝俞
胆俞

章门

期门

膻中

阳陵泉

外丘

下肢部取阳陵泉（膝盖斜下方，小腿外侧之腓骨小头稍前凹陷中）和外丘（小腿外侧，当外踝尖上 7 寸）。

2. 刮法

面刮，平面按揉，以中度的力量进行刺激，刮 40 次。

药物养生——疏肝理气解郁

服用逍遥散可以起到疏肝理气解郁的作用。

组成：柴胡 15 克，当归 15 克，白芍 15 克，白术 15 克，茯苓 5 克，生姜 15 克，薄荷 6 克，炙甘草 6 克。

用法：将所有药材放入砂锅中，用大火煮沸，再用小火煎煮 1 小时。

功效：疏肝解郁，健脾和胃，益气养血。

适应证：肝郁血虚脾弱证。症见两胁胀痛，头痛目眩，口燥咽干，神疲食少，或往来寒热，或月经不调，乳房胀痛，舌淡，脉弦而虚。现多用于治疗慢性肝炎、肝硬化、更年期综合征、经前期紧张症、盆腔炎等证属肝郁血虚脾弱者。方中柴胡疏肝解郁；当归、白芍养血柔肝；白术、茯苓健脾养心，使脾运化功能正常发挥，安定心神；薄荷行气且助柴胡散肝郁；炙甘草益气补中，缓肝之急。

第十一章

特禀体质养生攻略

——益气固表，远离过敏

　　特禀体质者是由于先天性遗传因素所形成的原发性免疫缺陷，对季节气候的适应能力差，易发生过敏。现在过敏性疾病也属常见病，随着感染性疾病的控制和工业化程度的提高，过敏性疾病在逐年递增，有数据显示，目前全球有22%的人群患有过敏性疾病。虽然不治疗也能忍过去，但长此以往，症状会越来越重，甚至并发鼻窦炎、中耳炎、支气管哮喘等多种疾病，所以过敏了就要及时就医。但矛盾的是，抗过敏药除了使人困乏疲倦外，还带来发胖、感染、色素沉着等问题，甚至损害肝、肾；而停止用药后，过敏症状又常复发，甚至加重。因此，世界卫生组织指出，对付过敏要以预防为主，学会隔离过敏源。

　　过敏还与潜在体质直接相关，当身体的状况变得虚弱时，再遇过敏源，如温差、尘螨、废气、生冷食物等的刺激，过敏就会发作。特禀体质者常常会伴有过敏性鼻炎、皮肤过敏、过敏性气喘，发作起来让人非常不舒服，如果不能及时舒缓，甚至可能会危及生命。所以，过敏体质者应了解自身，做好保健与预防工作，以中医养生法来改善体质，并持之以恒，才是治本之道。

　　中医认为，"邪之所凑，其气必虚"，"正气存内，邪不可干"，说明内因是发病的根据，外因是发病的条件。气虚则肌腠疏松，卫外不固；正气不足，最易受外邪侵袭，风邪外侵，客于肌表，就会发生过敏性疾病。所以，过敏体质的人在调补时应该以益气固表为原则，合理调补。

运动养生——室内为主，兼顾户外

特禀体质的人虽然容易过敏，但不能宅在家里哪儿也不去，也不能呆坐着不活动，应该积极参加各种体育活动，增强身体素质，提高抵抗力，并且注意运动方式。

适合特禀体质者的运动有哪些

特禀体质者以游泳等水上运动为宜，锻炼时强调因人而异，量力而行，循序渐进，不可强求。耐寒锻炼能增强体质，是减轻致敏反应的有效方法，宜从天热时机开始，逐步适应，切不可突然行事。

另外，步行、慢跑、打球都是很好的运动方式，同时，还要保证每天静养（脑袋放空）15～20分钟，以免精神过度紧张而出现过敏。

特禀体质者运动时要注意什么

春季应减少室外活动时间，可防止对花粉过敏。尽量以室内运动为主，如瑜伽、气功、健身操、健身器械等。

冬天，特禀体质的人运动时要特别注意防寒保暖，活动时不要太剧烈（大汗淋漓），那样很容易感冒。而且运动时应避免汗出当风而激惹过敏状态，以不出汗或微出汗为好。同时，还要注意呼吸均匀。有过敏性鼻炎的特禀体质者，不宜在冬季进行户外锻炼。

特禀体质的人在过敏源明确、不接触过敏源的前提下可做户外锻炼，但要避免在野外、公园长时间运动和逗留。

娱乐养生——注意节制

特禀体质人群应广泛发展自己的兴趣爱好，可以多看些喜剧电影、电视，但要注意避免去人群拥挤的地方或空气污染的地方，尤其是在季节气候突变时，更要注意慎重出入公共场合，可以在家看书、画画、练书法或与两三个朋友聊天喝茶等。而且针对自己特殊的体质，更要注意娱乐活动要节制，不能通宵达旦。

饮食养生——均衡饮食，防止过敏

特禀体质者应根据自身的实际情况来制订保健食谱等，饮食宜清淡、均衡，粗细搭配适当，荤素配伍合理。且避开容易导致过敏的食物，减少发作的机会。

特禀体质的人适合吃哪些食物

（1）多吃温补类食物，尤其是在冬天的时候，特禀体质者以温平为宜。如鸡、鸭、粟米、黑米、糯米、萝卜、山药、红薯、栗子、羊肉、桂圆肉、红枣、花生、红豆、鸡汤、栗子、黑芝麻、腰果之类，汤粥中适当加何首乌、黄芪、生晒参、麦冬、沙参、枸杞子等。

（2）多吃益气固表的食物，最好常吃糙米和蔬菜，它们不但能够提供优质的红细胞，又不用担心异体蛋白进入血液，所以能有效防止过敏症状的发生。

（3）饮食以清淡为宜，注意补益脾气的食物要多吃，它们可以使身体的卫气充足，提高机体的免疫能力，对过敏有一定的改善和抵抗作用。

（4）饮食要因时因人因地因病用膳，综合环境、体质和疾病因素，制订符合自己身体健康的膳食。

🌿 特禀体质的人饮食要注意什么

（1）特禀体质者不适合多吃寒性食物。研究发现，凉寒性食物吃太多的人，体内过敏免疫球蛋白的数值都会比较高，鼻炎状况也相对比较严重。有人就是贪吃螃蟹或猕猴桃等凉性食物而致病发。所以，特禀体质的人尤其要少食寒性食物。常见的寒性食物有：苦瓜、番茄、百合、藕、鱼腥草、马齿苋、荸荠、墨鱼、河蟹、海带、紫菜、香椿等。

（2）尽量少吃荞麦（内含致敏物质荞麦荧光素）、蚕豆、牛肉、鲤鱼、虾、蟹、扁豆、鹅肉、浓茶、酒、辣椒、咖啡等辛辣食物，以及腥膻发物或含致敏物质的食物。

（3）忌食生冷、肥甘厚腻的食物，如油炸、龟鳖肉、生菜、生韭、虾蚌、烧烤、腰子、芋头等。

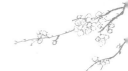

 适宜特禀体质者的养生药膳

1. 牛肉药汤

【材料】黄芪、防风、白术各 10 克，红枣 10 枚，牛肉 100 克，姜片、葱段、盐、味精各适量。

【做法】先将牛肉洗净，切成小块，放入清水中煮沸，然后捞起牛肉，在凉水中浸 3 分钟。再将黄芪、白术、防风、红枣都放入锅中，用大火煮沸，再转小火煮半小时。将牛肉块、姜片、葱段放入药汤锅中，用小火炖 1 小时。然后把黄芪、防风、白术拣出，加入盐、味精煮 3 分钟即成。

【功效】益气补肺，健脾养胃，养心安神，强身健体。

2. 玄参牡丹皮瘦肉汤

【材料】猪瘦肉 60 克，玄参 15 克，牡丹皮 10 克，红枣（去核）10 枚，姜片、葱段、盐、味精、酱油、白糖、水淀粉、花生油各适量。

【做法】将猪瘦肉洗净后用沸水烫一下，控去水分，抹上酱油和白糖。将油锅烧热后，下葱段、姜片煸香，放入白糖炒化。倒入酱油，加入适量清水，放入玄参、牡丹皮、红枣、盐，用大火烧沸。放入猪瘦肉，再转小火煲 1 小时即成。

【功效】养心清热，滋阴润燥，活血通经，养颜美容。

3. 鳝鱼煲猪肾

【材料】黄鳝 250 克，猪肾 100 克，姜片、盐各适量。

【做法】将黄鳝用盐或热水洗去黏液，洗净后切段；猪肾用盐或生粉揉洗干净。将黄鳝、猪肾与生姜一起放进瓦煲内，加入清水 2000 毫升（约 8 碗量），武火煮沸后，改为文火煲 2 小时，加入适量盐即可。

【功效】益气固表，温肾健脾。

起居养生——注意生活细节，避开过敏源

特禀体质的人在接触微量的致敏物质时会发生非常强烈的过敏反应。这种人很容易受到外界环境的影响，导致机体内部的结构和功能突然发生不同程度的改变，而这些改变大多数对人体有害。

所以，过敏体质的人在日常生活中就必须时刻留意，尽可能地避开过敏源。还要更多地了解自身，从根本上改善体质才是治本之道。以下是最容易引起过敏的过敏源及我们可采取的预防措施：

1 号过敏源——尘螨

过敏症状：鼻炎、哮喘。

过敏原因：尘螨的排泄物分解为极微细的粉尘，附着在床单、枕头、地毯或窗帘上，一旦被吸入鼻腔则易引起鼻炎，被吸入肺部则容易导致哮喘发作。

预防措施：①使用床罩；床单和枕套至少每两周清洗一次；洗涤水温控制在 60℃以上，以杀死尘螨。②尽量不使用地毯，或用聚乙烯地毯代替羊毛地毯。③多余的衣物、绒毛玩具、毛织物品，置于储物柜内。④用百叶窗、卷帘等代替织物窗帘。⑤避免使用填充式家具，书籍最好置于带门的书柜内。⑥减少易堆积灰尘的悬挂饰物。⑦保持室内空气流通，使用有除湿功能并带有负离子或等离子杀菌功能的空调。

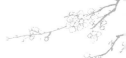

2号过敏源——花粉、柳絮、草籽等

过敏症状：打喷嚏呈阵发性或连续性，流鼻涕，流眼泪，甚至引起胸闷、哮喘。

过敏原因：花粉、柳絮、草籽等无孔不入，一旦与鼻腔内壁或咽喉内壁等接触，就会刺激黏膜而引起过敏。

预防措施：①在清晨、深夜或下雨后花粉数量最少的时段外出，尽量避免在花粉数量最高的傍晚外出。②花粉季节外出时戴口罩和有镜片的眼镜（不要戴隐形眼镜）；开车或在室内时关好窗户，尤其是要关好卧室的窗户再睡觉，以防花粉在夜晚飘进房间，因为夜晚发生的过敏症状最严重。③花粉季节勿将衣服晾在屋外，以防花粉附着在衣服上。④若在花粉数量多的时候外出，回来后要换上干净的衣服，并洗头或用湿毛巾擦拭头发。⑤买个车上用的空气过滤器。如果准备买新车，不妨买空调设备中已经有支持花粉过滤装置的车。

3号过敏源——霉菌

过敏症状：呼吸道发痒、呼吸困难。

过敏原因：温暖、潮湿的环境（如厨房、浴室等）中容易滋生霉菌。有些霉菌能释放出成千上万个极其微小的孢子，引起呼吸道黏膜过敏，出现呼吸道发痒或呼吸困难的症状。

预防措施：①不在屋内摆放过多的花草，不给盆栽植物浇过多的水，因为湿土是霉菌生长的绝佳环境。②监控屋内温度及湿度，保持室温25℃～27℃，湿度40%～50%。③用稀释过的漂白水擦拭厨房、浴室等潮湿环境，擦拭过后静置5分钟，再以清水擦净。④保持居室的空气流通。

4号过敏源——宠物

过敏症状：咳嗽、气喘、鼻炎。

过敏原因：宠物的毛发、皮屑等附着在室内物品上，当你走动时，它们就趁机扬起并钻进喉咙，引起黏膜过敏。另外，宠物的唾液变干后，其中含有的潜在过敏源也会释放出来。

预防措施：①准备饲养宠物前，先花些时间与别人的宠物相处，以弄清自己是否对宠物过敏。由于猫导致人过敏的几率是狗的两倍，因此事先与其相处则更为重要。②经常给宠物梳理身体（最好在屋外完成），保证每半个月给它们洗一次澡，以尽量除去过敏源，当然也别忘了清理宠物窝。③避免在屋内放置过多织物，经常打扫屋内卫生，打扫时戴上口罩，并使用高效能的吸尘器。④保持居室的空气流通。

5号过敏源——电器

过敏症状：咳嗽、气喘、鼻炎。

过敏原因：当通风不良时，电脑、传真机、电视等电器所散发的无嗅无味的臭氧气体，会刺激眼睛及气管黏膜而引起过敏。

预防措施：①将电器放置在通风处，并尽量避免与电器长时间接触。②在电器旁摆放吊兰、百合等植物，以净化空气、减少过敏源。

6号过敏源——甲醛

过敏症状：皮肤瘙痒、咳嗽、鼻塞、头晕。

过敏原因：甲醛有消毒、防腐和收敛的作用，在木制家具、地板、洗涤剂中被大量使用，纺织品和衣料中也有少量添加。它对人体健康有害，易导致过敏，甚至可能致癌。

预防措施：①装修时选择绿色材料，装修后不要着急入住，先做好室内空气净化与通风工作，让甲醛充分挥发。②新买的衣物（尤其是内衣）先漂洗几遍，于通风处晾干后再穿。

7 号过敏源——生殖器分泌物

过敏症状：皮肤发红发痒。

过敏原因：生殖器分泌物，如白带、经血、精液等，可能刺激局部皮肤或黏膜而致过敏，引起皮肤发红发痒。

预防措施：①咨询医生，服用医生推荐的抗过敏药物。②性生活中使用避孕套，以减少分泌物与皮肤接触，防止发生过敏。③性生活结束后，女方立即下蹲，让精液流出阴道；男女双方都及时排尿并清洗性器官，以防止过敏。

8 号过敏源——避孕套

过敏症状：生殖器红肿、痛痒。

过敏原因：有些避孕套中添加的杀精剂会使某些人过敏。另外，避孕套是橡胶制品，在性生活过程中，其化学成分也可能会刺激黏膜而引起过敏。

预防措施：选择不含杀精剂的避孕套；或选择口服避孕药等避孕方式，避免使用避孕套。

9 号过敏源——药物

过敏症状：以皮疹为主，皮肤发红痛痒、长水疱，有时还出现低热、浑身不适、喉头水肿、哮喘、呼吸困难、血压下降、恶心、呕吐等症状，严重者发生休克。

过敏原因：药物中的某些特殊成分导致某些人过敏。

预防措施：使用青霉素等易致敏药物前先做皮试，一旦过敏，之后绝对避免使用。其他容易导致过敏的药物还有磺胺类、六神丸、牛黄解毒片等，使用前应咨询医师。

10 号过敏源——食物

过敏症状：以皮肤发红发痒最常见，多发生在脸部、口腔四周或身体躯干。可能出现的其他症状还有唇舌肿胀、恶心、腹泻等。

过敏原因：食物中的某些特殊成分导致某些人过敏。

预防措施：①发现会导致自己过敏的食物后应避而远之，千万不要抱侥幸心理。研究发现，90%以上的食物过敏是由牛奶、鸡蛋、花生、小麦或黄豆中的过敏源引起的。其他容易引起过敏的食物还有玉米、燕麦、牛肉、咖啡因、巧克力、香蕉、柑橘类水果、芒果、草莓、西红柿、核果类、贝类和鲑鱼。②避免食用含人工色素、香兰精、苯甲醛、尤加利醇、麸胺酸钠、BHT-BHA、苯甲酸盐及胭脂木等食品添加剂的食物，它们也容易导致过敏。③对某些水果过敏，可能是因为其外皮或所使用的清洗剂，建议去皮食用。④多喝开水，注意饮食均衡，给自己减压，过大的压力会加重免疫系统的负担，进而引发食物过敏。

心理养生——积极乐观，注重沟通

特禀体质的人因为对外界环境的适应能力较差，所以容易形成内向敏感、焦虑抑郁的性格和心理反应。为此，特禀体质的人尤其要注意保养自己的心灵，广泛发展自己的业余爱好，并主动寻找志同道合的伙伴或找到相同体质的人作为伙伴，共同分享生活中的喜怒哀乐及生活技巧等。此外，要多与人沟通，主动告诉别人自己的禁忌，得到他人的理解与帮助，减少不必要的过敏反应。多阅读多思考，接受现实，积极寻求解决问题的方法，心胸宽广，乐观向上。

针灸推拿——改善体质，简单有效

《灵枢·经脉》载："经脉者，所以能决死生，处百病，调虚实，不可不通。"足见经脉与我们的健康息息相关。特禀体质者通过按摩足太阳膀胱经及尺泽、章门、血海等穴位，可明显增强抵抗力，改善体质。

按摩膀胱经有显效

足太阳膀胱经是人体十四条经脉中最长的一条，几乎贯通全身，背部的足太阳膀胱经上有许多背俞穴，与体内的五脏六腑相对应，位于脊椎左右各旁开 1.5 寸，经常按压这些穴位可以调节脏腑功能。尤其是加强对肺俞、脾俞、肾俞的刺激，可以改善过敏体质，只要坚持每天按摩，每个穴位 3 ～ 5 分钟，有酸胀感觉即可，就会对改善体质有很大的帮助。

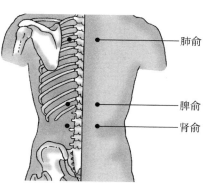

肺俞

脾俞

肾俞

🌱 改善特禀体质的三大穴位

1. 尺泽穴

部位：尺泽穴位于手臂肘部，取穴时先将手臂上举，在手臂内侧中心处有粗腱，腱的外侧即是该穴。

功效：此穴位于血郄之侧，兼具活血之妙，中医讲"治风先治血，血行风自灭"。

手法：用拇指或者食指揉按穴位，或者点压穴位15分钟。

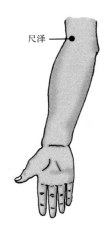

2. 章门穴

部位：在腋中线，第1浮肋前端，屈肘合腋时正当肘尖尽处。

功效：该穴名意指肝经的强劲风气在此风停气息。中医认为，各种过敏多与"风"有关，因此推拿章门穴有息风的作用。

手法：用掌根揉按穴位，并有胀痛的感觉。左右两侧穴位，每次大约揉按3分钟，也可以两侧穴位同时按揉。

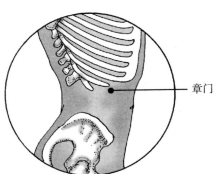

3. 血海穴

部位：在大腿内侧，髌底内侧端上2寸，当股四头肌内侧头的隆起处，屈膝取穴。

功效：血海，指脾经所生之血在此凝聚，气血物质充斥的范围巨大如海，故名。该穴有化血为气、运化脾血之功能，因此是活血化瘀的重要穴位，能够起到活血通络、祛风止痒的作用。

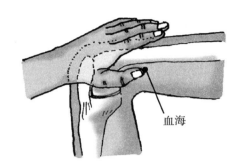

血海

手法：以手指的指腹部位按压，每天坚持点揉两侧血海穴 3 分钟，气力不宜太大，能感到穴位处有酸胀感即可，要以轻柔为原则。

药物养生——调和营卫，益气固表

玉屏风散

组成：黄芪 10 克，白术 10 克，防风 5 克。

用法：将以上三味药物共碾为细末，混合均匀。平均分成两份，每日早、晚用温开水送服。

功效：益气固表止汗。

适应证：表虚自汗，易感风邪。现代多用于治疗感冒、咳嗽、哮喘、肾炎等疾病。黄芪固表益卫，得防风之善行善走者，相畏相使，其功益彰，散中寓补，补内兼疏。白术为补脾健中的君药，脾旺则四脏都受到照顾，表固则不易受外邪侵犯。三药同用，相得益彰，有益气固表之功效。

三和汤

组成：由玉屏风散、桂枝汤、小柴胡汤组成。

用法：所有药物浸泡半小时后，煎水，取两次煎液混合，每天1剂，每日分上、下午服用。

功效：调和营卫，益阴敛阳。

适应证：营卫失和，阴阳失调。方中黄芪益肺气，固卫表；桂枝辛温达阳，激发卫气；芍药养血敛营；甘草、大枣助营卫。上述诸药，共奏调和营卫之效。人参、白术健脾益气；半夏、生姜和胃升降同进，调节脾胃气机，促进生化之源；防风祛风，柴胡透邪达表，黄芩清泻郁热，三药相配邪去。三和汤集三方之精髓，融诸药之性能，主张调和营卫并予祛风邪、解郁热于和调之中。

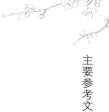

主要参考文献

1. 陆小左，胡广芹.轻松学会体质养生.北京：中国中医药出版社，2012.

2. 刘令仪.一次完全读懂人体体质手册.天津：天津科学技术出版社，2012.

3. 慈艳丽.九种体质养生超值白金版.北京：华龄出版社，2012.

4. 何凤绨.中医体质养生图册.长沙：湖南科学技术出版社，2011.

5. 张念一.九种体质对症养生.石家庄：河北科学技术出版社，2011.

6. 王动阳.中国人体质养生说明书.长沙：湖南科学技术出版社，2011.

7. 李秀梅.解密人体9种体质的健康养生方案.北京：中国妇女出版社，2011.

8. 张念一.图解九种体质对症养生.石家庄：河北科学技术出版社，2011.

9. 刘静贤.辨清体质选对吃法.北京：化学工业出版社，2010.

10. 王琦.人分九种.广州：广东科技出版社，2010.

11. 孙金芳，郑艳.体质养生一点通.北京：军事医学科学出版社，2009.

12. 刘静贤.辨清体质好养生.北京：化学工业出版社，2009.

13. 王晖.体质的中医保健.宁波：宁波出版社，2009.

14. 中华中医药学会.中医体质分类与判定.北京：中国中医药出版社，2009.

15. 王琦，田原.解密中国人的九种体质.北京：中国中医药出版社，2009.

16. 傅杰英.中医体质养生.厦门：鹭江出版社，2009.

17. 洪昭光.让健康伴随着您.海口：南海出版公司，2002.